AF376059

MÉMOIRE

SUR

LA CURE DES RÉTRÉCISSEMENS

DU CANAL DE L'URÈTRE

PAR LA MÉTHODE DE L'INCISION;

PRÉCÉDÉ DE QUELQUES RÉFLEXIONS

SUR LEUR TRAITEMENT PAR LA DILATATION ET PAR LA CAUTÉRISATION;

Adressé à l'Académie royale de Médecine de Paris;

PAR

LE DOCTEUR REYBARD,

DE LYON.

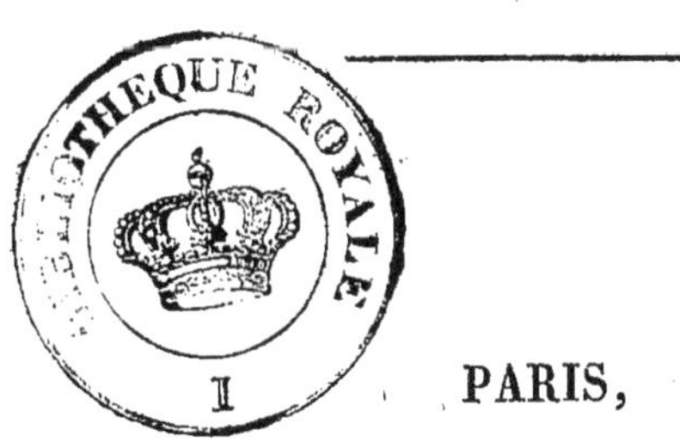

PARIS,

SEPTEMBRE 1839.

MÉMOIRE

SUR

LA CURE DES RÉTRÉCISSEMENS

DU CANAL DE L'URÈTRE

PAR LA MÉTHODE DE L'INCISION:

PRÉCÉDÉ DE QUELQUES RÉFLEXIONS

SUR LEUR TRAITEMENT PAR LA DILATATION ET PAR LA CAUTÉRISATION.

Il y a quelque courage à combattre les opinions communément ad-
mises; je sais que par une telle démarche on s'immole d'avance à la par-
tialité de la critique, ou ce qui est pire peut-être, on dévoue son œuvre
à la merci de l'indifférence et de l'oubli : faut-il pour cela se résigner au
silence et retenir sur ses lèvres une parole qui peut être utile ?

En me proposant d'attaquer une méthode fort en crédit, je ne me suis
point bercé de l'idée d'un succès facile : il y avait quelque témérité dans
la lutte, mais j'ai dû dire ce que je crois être la vérité. Mon opinion n'est
point un paradoxe jeté au public sans grand souci de ce qu'il deviendra.
Ne laissant rien à l'exagération ni au hasard, j'ai parlé selon mon expérience, et maintenant confiant dans l'avenir, je fais un appel aux hommes
de sincère volonté; qu'ils me permettent de les inviter à étudier avec at-
tention les modifications importantes que j'ai apportées au traitement des
rétrécissemens par la méthode de l'incision, ainsi que les réflexions qui

- 4

m'ont déterminé à rejeter la dilatation et la cautérisation du traitement de ces maladies.

Le rétrécissement de l'urètre, ou en d'autres termes la difficulté d'uriner occasionée par l'oblitération plus ou moins complète de ce canal, constitue sans contredit la maladie la plus commune des voies urinaires; il est aussi la cause la plus fréquente des rétentions d'urine. Il conviendrait peut-être de faire précéder les observations de rétrécissement que je vais rapporter de la description anatomique des organes génito-urinaires; mais les hommes de l'art auxquels je m'adresse connaissant parfaitement la forme et la structure de ces parties, je me bornerai à quelques considérations préliminaires indispensables.

L'urètre est le canal excréteur de l'urine et du sperme; il s'étend du col de la vessie à l'ouverture du gland. Les anatomistes le divisent en trois portions; la plus voisine de la vessie a reçu le nom de prostatique; la seconde s'appelle membraneuse; la troisième, qui a quatre ou cinq pouces de longueur, est la portion spongieuse. Une membrane muqueuse fine tapisse le canal de l'urètre dans toute son étendue; elle est intimement unie à une autre membrane dense, serrée, sur la nature de laquelle les anatomistes ne sont pas d'accord : les uns la considèrent comme formée par un tissu cellulaire serré, les autres la croient d'une nature musculaire. Je partage l'opinion de ces derniers.

Dans l'état normal, le canal ne conserve aucune largeur, bien qu'on lui accorde un diamètre de quatre lignes. Ses parois qui sont flasques ne sortent en effet de leur contiguité habituelle que pendant l'émission de l'urine. Je crois impossible d'expliquer les divers phénomènes que présente le canal dans l'état de santé ou de maladie, à raison de l'élasticité de ses parois et de l'action des muscles du périné. Je considère donc le tissu qui embrasse partout la membrane muqueuse de l'urètre comme un véritable tissu musculaire, formé de petits faisceaux fibreux entremêlés et liés l'un avec l'autre, à leur origine et à leur insertion. Cette nature musculaire des parois de l'urètre me paraît prouvée par les résultats des injections que j'ai faites dans le canal; j'ai remarqué que le liquide que j'y poussais, au lieu de traverser et de pénétrer directement dans la vessie, s'y arrêtait et ne le distendait le plus souvent que dans une petite étendue; or le resserrement brusque du canal n'est évidemment que l'effet de la contraction subite de la membrane musculaire, stimulée par la présence du liquide.

Quel est le chirurgien qui n'a pas été étonné de la force qu'il lui a fallu employer pour pousser une certaine quantité de liquide dans le canal, et de la violence avec laquelle ce fluide a été rejeté?

Il faudrait ne pas avoir fait des injections comme moyen thérapeutique des rétentions d'urine causées par un rétrécissement de l'urètre pour ignorer combien cette distension du canal est douloureuse.

Si les parois de l'urètre étaient simplement élastiques, elles se laisseraient plus facilement distendre par le liquide de l'injection; celui-ci, au lieu d'être rejeté avec violence, ressortirait en coulant avec plus de lenteur; d'un autre côté, il est si vrai que cette membrane est musculaire, que les injections ne sont douloureuses et difficiles que lorsqu'on les fait brusquement; elles ne produisent pas du tout cet effet, lorsque la dilatation est faite avec lenteur et par gradation, comme, par exemple, lorsque je me sers de mon dilatateur à mercure.

Le caractère musculaire de cette membrane est encore mieux démontré par le resserrement spasmodique du canal, dans le cathétérisme évacuant: l'irritation que la sonde détermine sur la muqueuse, se reproduisant immédiatement sur la membrane musculaire, met en jeu sa contractilité; celle-ci est si forte que l'instrument se trouve quelquefois serré au point qu'il devient impossible de la faire avancer. J'ai rencontré deux malades chez lesquels le spasme était si prononcé que j'ai été obligé de renvoyer le cathétérisme pour combattre directement ce spasme par la saignée, les bains et autres moyens antispasmodiques.

Le resserrement spasmodique que cette membrane fait éprouver au canal lorsqu'elle devient le siége spécial d'une fluxion goutteuse ou rhumatismale prouve encore de la manière la plus évidente sa nature musculaire. J'ai été plusieurs fois appelé pour sonder des malades atteints de rétention d'urine produite par cette cause, et une fois, entre autres, j'ai été placé dans l'alternative de pénétrer dans la vessie par les voies naturelles où de pratiquer la ponction; dans ce cas, après plusieurs tentatives infructueuses, je n'arrivai au bout de deux jours dans la vessie avec une sonde n° 8, qu'en la recouvrant avec une enveloppe de boyau de chat fraîchement préparée, et en faisant précéder son introduction de celle d'une certaine quantité d'huile d'olive que je fis pénétrer goutte à goutte dans le canal. J'avais en effet inutilement essayé les sondes nues, et même le porte-empreinte de Ducamp percé de deux petits trous sur les côtés de son extrémité soyeuse, avec lequel j'avais surmonté autrefois le même obstacle.

On supposait autrefois au canal de l'urètre plus de longueur qu'il n'en a réellement. Sa longueur moyenne, d'après les auteurs qui se sont récemment occupés de ses dimensions, est de cinq pouces et demi à six (1). Sa largeur,

(1) Voyez l'ANATOMIE CHIRURGICALE de M. Malgaigne.

qui n'est pas uniforme, varie cependant bien peu. L'orifice de l'urètre, qui a deux lignes et demie et quelquefois trois, est d'une ligne au moins plus étroit que le reste du canal qui en a généralement quatre. Ce fait sur lequel s'est particulièrement arrêté Ducamp est de la plus haute importance; on en déduit cette conséquence pratique : qu'on ne peut obtenir la cure parfaite des rétrécissemens de l'urètre qu'en rendant au canal son calibre naturel; mais on ne doit jamais avoir obtenu sa restauration complète, puisque les bougies les plus volumineuses dont on faisait usage autrefois n'avaient que trois lignes de diamètre.

On peut généralement considérer les rétrécissemens du canal de l'urètre comme des points d'engorgemens qui se forment dans ses parois. L'inflammation aiguë du canal de l'urètre ne se borne pas à sa muqueuse; elle se propage ordinairement aux tissus sous-jacens; elle les engorge, les épaissit; or, si, au lieu de se résoudre, elle passe à l'état chronique, elle constitue un rétrécissement par induration; celui-ci se distingue des autres, parce qu'au lieu d'interrompre brusquement le canal, il le rétrécit insensiblement. Le prolongement alongé de forme conique rapporté par le porte-empreinte de Ducamp, nous donne la certitude de cette disposition. Ce rétrécissement de forme circulaire a généralement beaucoup d'étendue en longueur.

Lorsque l'inflammation est très intense, il se forme quelquefois de petites ulcérations sur un point de la muqueuse; si elles ne se cicatrisent pas, elles entretiennent de l'irritation, laquelle se propage dans les parties voisines et les enflamme; l'engorgement qui en résulte forme saillie dans le canal et constitue un rétrécissement moins étendu en longueur que le premier, mais quelquefois très considérable, et même reconnaissable à une dureté qu'on sent en promenant les doigts sur le trajet du canal. Ces sortes d'obstructions constituent sans doute les carnosités des anciens; elles sont quelquefois très sensibles et le sang coule au moindre attouchement; elles existent sur un des côtés du canal et le rétrécissent latéralement. La preuve de cette disposition nous est donnée par la configuration que présente la cire à mouler du porte-empreinte; cette cire forme en effet dans ces cas un prolongement ordinairement irrégulier partant d'un des côtés du bout de la masse, de laquelle il ne se détache pas brusquement. Cette espèce de rétrécissement, ainsi que la première, s'accompagne souvent d'un suintement par l'urètre. Tantôt la matière de l'écoulement est une mucosité sécrétée par la muqueuse qui est toujours plus irritée autour de l'obstacle; tantôt elle est fournie par une ou plusieurs ulcérations placées sur le sommet de l'obstruction. La grande sensibilité de certains rétrécissemens et la facilité avec laquelle en coule le sang, ont

fait présumer l'existence de ces ulcérations, opinion que l'autopsie a jus-
tifiée plusieurs fois.

Les obstructions de l'urètre peuvent être produites par une sorte de
cloison membraneuse qui sépare le canal en deux parties, en communi-
cation par une ouverture très étroite, placée sur l'un ou l'autre côté du
canal. Quelquefois cette membrane est très mince et présente moins de
résistance que les parois du canal; d'autres fois, elle est épaisse et s'accompagne d'un peu d'engorgement de la muqueuse.

Les brides ne sont pas toujours formées par des cicatrices, suites d'ul-
cères préexistans : il est plus conforme aux lois de la physiologie patho-
logique de les considérer comme des fausses membranes et des adhéren-
ces suites d'inflammations préexistantes.

L'expérience a prouvé qu'une inflammation vive a souvent pour résultat la sécrétion d'une humeur susceptible de s'organiser, de revêtir tous
les caractères de nos tissus, et de réunir les parois correspondantes des ca-
vités où elles se forment. Leur développement est d'autant plus facile ici
que les parois de l'urètre sont habituellement contiguës : l'expérience a
prouvé qu'elles ne sont point empêchées par le passage de l'urine.

On peut ranger dans la même catégorie les rétrécissemens causés par
la rupture du canal, soit qu'elle dépende de la manœuvre imprudente par
laquelle on casse la corde dans les chaudepisses aiguës, ou bien qu'elles
soient le résultat d'une chute sur le périné, ou encore d'un abcès ouvert
dans le canal. Dans ces rétrécissemens, comme dans les précédens, les
parois de l'urètre ne sont pas épaissies, et ce n'est pas le relief qu'elles
forment dans le canal qui le rétrécit. Dans l'un et l'autre cas, la constriction que celui-ci éprouve est à peu près semblable à celle que produirait
une corde avec laquelle on l'étranglerait. Dans ces sortes de rétrécissemens, le canal est brusquement interrompu, et l'ouverture très étroite
qui fait communiquer sa partie antérieure avec sa partie postérieure est
toujours placée sur un des côtés, de façon qu'il est très difficile de la
rencontrer avec les bougies les plus fines, et même quelquefois impossible. Dans ces rétrécissemens, la cire des bougies porte-empreinte présente souvent deux prolongemens, dont un corps très gros et arrondi, et
l'autre très petit et très long. Le premier marque un enfoncement en
forme de cul-de-sac formé par la muqueuse, contre lequel vont s'arrêter
les bougies que l'on introduit dans le canal; le second, qui est plus délié,
indique l'ouverture du rétrécissement.

Quelquefois, la production membraneuse, disposée en forme de val-
vule qui constitue le rétrécissement, est si mince qu'elle est déchirée par
la sonde, au moment qu'on s'y attend le moins. J'ai rencontré un cas de

cette espèce chez M. le comte de la M.... Cet intéressant malade urinait
depuis quinze à dix-huit ans avec une extrême difficulté et par un jet très
délié. Depuis longtemps je le pressais de se faire délivrer de son infirmité, sans pouvoir le décider, lorsqu'environ six mois après avoir été
averti de tous les maux dont il était menacé, il vit se déclarer une réten-
sion d'urine avec un vaste dépôt urineux au périné. Je me hâtai de prendre l'empreinte du rétrécissement, et pendant que je poussais la sonde
exploratrice contre l'obstacle, je sentis au bout d'une demi-minute celle-
ci s'enfoncer brusquement et devenir libre. Je retirai cet instrument, qui
présentait un petit prolongement de cire, lequel se détachait de la partie
supérieure de la masse contre lequel il était appliqué. Si la sonde exploratrice ne m'avait pas donné le signe certain du rétrécissement, j'aurais
difficilement pu me rendre compte de la cause qui s'opposait à l'écoulement des urines. L'obstacle était donc bien réellement formé par une
membrane très mince, puisqu'elle s'était déchirée devant l'effort que j'a-
vais fait pour en prendre l'empreinte.

Il est difficile de donner des notions très exactes sur le siége des rétrécissemens; il y a une grande différence dans les auteurs à cet égard. Cependant, le plus grand nombre de ces maladies ont leur siége dans la portion spongieuse du canal, à la naissance du bulbe et près du méat urinaire. Les praticiens qui ont cru en rencontrer dans la portion prostatique
du canal, ont sans doute pris pour un rétrécissement le resserrement que
lui fait éprouver l'engorgement de la glande prostrate. Mais on ne doit
pas ranger dans la même catégorie et sous la même dénomination, les obstacles qu'apportent à l'introduction de la sonde le gonflement de la prostate et le rétrécissement du canal de l'urètre; car quoique l'un et l'autre
produisent la rétention d'urine et qu'il y ait analogie d'effets sous ce rapport, il y a des différences essentielles sous le double point de vue de la
lésion et du traitement.

Dans le rétrécissement, le diamètre du canal est réellement diminué.
Dans les maladies de la prostate, au contraire, il est plutôt comprimé que
rétréci, et la rétention qui en dépend peut céder au cathétérisme pratiqué
avec une grosse sonde, ce qui n'a pas lieu dans les premières.

Quoique ces sortes de maladies incommodent peu par les douleurs
qu'elles occasionnent, elles ne sont pas moins graves par les accidens nombreux et souvent mortels qu'elles peuvent déterminer; ainsi, outre l'infirmité qui résulte de la difficulté d'uriner, elles disposent encore à la rétention d'urine, au catarrhe de la vessie, à la crevasse de l'urètre, aux dépôts urineux, aux fistules urinaires, etc.

Les rétrécissemens de l'urètre amenant l'oblitération plus ou moins complète d'un ou de plusieurs points du canal, leur traitement repose sur cette pensée : détruire l'obstacle qui s'oppose au cours de l'urine. On a cherché à remplir cette indication de plusieurs manières : 1° En refoulant et en affaissant peu à peu par des moyens mécaniques les parties qui font saillie dans le canal et qui constituent le rétrécissement; 2° en déchirant ces mêmes parties par une distension brusquement opérée avec une grosse sonde; 3° en les détruisant par une véritable perte de substance; 4° en les divisant avec un instrument tranchant. La première méthode constitue le traitement par la dilatation; la seconde par le cathétérisme forcé; la troisième par la cautérisation; la quatrième par l'incision. Je vais dire deux mots sur ces divers modes de traitement, avant de passer à la méthode que j'emploie exclusivement.

La première méthode est encore appelée traitement par les bougies ou par les sondes, du nom de l'instrument avec lequel on opère. On peut la distinguer, suivant la force avec laquelle les parties sont distendues ou la promptitude avec laquelle on veut élargir le canal, en dilatation lente ou passive, en dilatation active ou progressive, et en dilatation forcée ou par déchirure des parties. Cette dernière est le cathétérisme forcé proprement dit.

Les bougies susceptibles de se gonfler par la chaleur et l'absorption de l'humidité du canal de l'urètre, en élargissant le rétrécissement d'une manière insensible, produisent la dilatation de la première espèce. Les bougies élastiques, mais surtout les cordes à boyau sont employées à cet usage. Pour les introduire avec facilité, je les porte devant le rétrécissement avec une canule de gomme élastique percée à ses deux extrémités, ou encore avec le conducteur de Ducamp. Il est très difficile de les introduire sans cette précaution, parce qu'elles perdent ordinairement leur solidité avant d'arriver à l'obstacle devant lequel elles se replient. Quant à l'élargissement du canal par ces bougies ou leurs analogues, il est si lent qu'on rencontre bien peu de malades assez patiens pour en continuer l'emploi jusqu'à parfaite guérison. Malgré cela, comme elles irritent peu le canal et qu'elles ne font pas souffrir, il n'est pas rare d'en rencontrer quelques-uns qui, ne voulant pas se soumettre au traitement curatif, en font un usage presque habituel pour rendre leur infirmité plus supportable.

Les sondes et les bougies que l'on grossit peu à peu en écartant avec un certain degré de force les parois du rétrécissement, produisent la dilatation progressive : elles n'agissent point en augmentant de volume comme les cordes à boyau, mais à la manière d'un coin, en soulevant les parois du point rétréci. Celles-ci, dit Ducamp, se trouvent fortement appli-

quées contre la bougie où elles se compriment. La compression est donc
due à la réaction des corps distendus sur le corps qui distend et non à
la pesanteur de ce dernier.

Rien ne paraît plus efficace au premier abord, pour redonner au canal
son calibre naturel, que de soumettre les rétrécissemens à l'usage des sondes et des bougies dont on augmente peu à peu le volume. Ces instrumens remplissent cependant très difficilement l'indication thérapeutique.
Ainsi, quelque avantageux et entraînant que paraisse ce traitement, il est
loin d'être parfait. Il est si douloureux et si long que les malades se déci-
dent difficilement à le suivre jusqu'au bout. Souvent les accidens qu'il
provoque le font abandonner avant qu'on ait obtenu un élargissement un
peu notable du canal. Parfois l'introduction des premières bougies est si
douloureuse qu'elle amène souvent la fièvre. Plus souvent elles occasionnent des érections fréquentes et douloureuses, ainsi que des envies d'u-
riner qui se répètent tant que le corps étranger est dans le canal. Si ces
instrumens ne sont pas tenus à demeure, ils ne produisent qu'une dilatation instantanée et sans profit. Les parois du rétrécissement sont très peu
extensibles, et si elles cèdent à la force qui les distend, ce n'est qu'instantanément : elles reviennent en effet sur elles-mêmes dès qu'elles ne
sont plus dilatées. Si on continue ce traitement, il devient de plus en plus
douloureux. Des ulcérations superficielles s'établissent sur le point le plus
saillant de l'obstacle; bientôt l'inflammation s'y développe et s'étend au
tissu cellulaire environnant : ainsi, une tumeur se manifeste dans ce lieu,
et souvent, malgré tous les efforts pour en obtenir la résolution, la sup-
puration s'y établit, un dépôt se forme et une fistule succède ; heureux
quand on peut éviter les funestes conséquences d'un épanchement d'urine.
D'autres fois l'inflammation, au lieu de suivre cette marche, se propage
par continuité de tissus aux vésicules séminales, aux canaux déférens et
à l'un et à l'autre des testicules, lesquels deviennent le siége d'un engorgement inflammatoire. Tous ces accidens nécessitent la cessation des bougies
et un traitement antiphlogistique des plus énergiques.

Je ne partage pas entièrement l'opinion des auteurs qui pensent que
les bougies de gomme élastique ou en cire irritent moins le canal que les
sondes métalliques : ou les premières sont assez solides pour ne pas se
laisser déprimer dans le rétrécissement, et alors elles en dilatent l'ouverture à la manière des secondes et l'irritent tout autant ; ou bien elles
sont trop molles et n'atteignent pas le but. Ainsi, que les bougies et les
sondes soient cylindriques ou coniques, qu'elles soient emplastiques, en
gomme élastique, ou métalliques, l'effet est à peu près le même, parce
que leur action est tout-à-fait mécanique.

Outre que le traitement par les sondes est très long, puisqu'il peut durer un an, dix-huit mois et même plus, il ne produit encore qu'une cure palliative et de peu de durée. Ce grand inconvénient a été constaté par tous les auteurs ; mais Ducamp est celui qui a démontré avec plus de clarté les inconvéniens de la dilatation, ainsi que son insuffisance comme moyen thérapeutique des rétrécissemens :

« Le traitement par la dilatation n'est exempt, dit-il, ni d'accidens ni d'inconvéniens.

» Il est douloureux et très long.

» Il n'est jamais que palliatif. »

Nous venons de voir que les bougies dont on augmente peu à peu le volume, indépendamment des inconvéniens que je viens de signaler, élargissent encore si lentement le passage de l'urine qu'il y a peu de malades qui veuillent acheter leur guérison par un traitement aussi long. Cette marche lente ne convient pas mieux à beaucoup de praticiens, à ceux surtout qui aspirent au titre d'opérateur : il leur faut des moyens prompts, des grands moyens ; la dilatation forcée en est un. Par le cathétérisme forcé, une des opérations les plus délicates de la chirurgie, et dont la plus grande habileté de l'opérateur ne saurait écarter le danger, on élargit instantanément le canal en déchirant les parois de l'obstruction. Mais, même en ne disant rien des difficultés du cathétérisme forcé, des douleurs vives qu'il provoque, et des dangers qui résultent de la perforation du canal, ainsi que des fausses routes, il faut observer qu'il est encore accompagné d'accidens assez graves pour le faire rejeter du traitement des rétrécissemens. Ces accidens sont l'irritation excessive des parois de l'obstruction et de plus l'inflammation phlegmoneuse des parties voisines et les dépôts. Mais je suppose encore qu'après la déchirure des parois de l'obstruction on ait prévenu ou heureusement combattu l'inflammation : ce premier succès n'a encore rendu au canal qu'une faible partie de son diamètre. Il arrive rarement, en effet, que l'éraillure intéresse toute l'épaisseur des parois de la structure : une nouvelle opération devient donc nécessaire, mais alors la déchirure est plus difficile et plus douloureuse, l'inflammation plus à redouter et les dépôts plus difficiles à prévenir.

Si, au lieu de déchirer les parois de l'obstacle une seconde et une troisième fois, on veut achever son élargissement par la dilatation progressive et avec des bougies dont on augmente peu à peu le volume, le danger n'est pas moins grand ; en effet, les accidens inflammatoires sont encore plus à redouter. Il y aurait certainement moins de danger à les déchirer de nouveau qu'à les distendre progressivement après les avoir

rompus, à cause de l'irritation et de l'inflammation que détermine infailliblement la dilatation.
Si quelquefois ce procédé a été suivi de la guérison des rétrécissemens,
c'est, sans doute, lorsque la déchirure des parois avait été assez profonde
pour détruire entièrement la disposition morbide, et que les sondes sur
lesquelles la plaie s'était cicatrisée ne l'avaient pas trop irritée ; ou, ce
qui équivaut, c'est lorsqu'on ne s'était pas servi de ces instrumens comme
des corps dilatans, car l'irritation qu'ils entretiennent dans les parties
malades empêche la résolution.

Malgré les dangers attachés au cathétérisme forcé, je le préférerais
encore à la cautérisation, si j'avais à choisir entre ces deux moyens de
guérison, parce qu'il ne s'accompagne pas de perte de substance et
d'une cicatrice étendue, qui devient constamment la cause d'un nouveau
rétrécissement, ainsi que je le démontrerai en parlant de la cautérisation.

Mais jusqu'à quand se permettra-t-on de déchirer des parties aussi
délicates, quand on peut les diviser avec une précision mathématique ?
N'est-il pas encore assez évident pour tout le monde que, par cette méthode barbare, la plus dangereuse de toutes, on n'élargit le canal qu'en
lacérant des tissus très résistans, tandis qu'on pourrait, en les coupant,
obtenir sans douleur le même résultat ? Le cathétérisme forcé, qu'on le
sache bien, est réellement pour les rétrécissemens, comparé à l'incision,
ce que serait pour l'amputation l'emploi d'une scie ou celui d'un couteau
bien tranchant.

Si je rejette la dilatation forcée du traitement des rétrécissemens du
canal de l'urètre, ce n'est pas seulement parce qu'elle est souvent impra-
ticable, hasardeuse et dangereuse, mais bien encore parce que, étant très
douloureuse, elle est le plus souvent accompagnée d'accidens inflammatoires très violens, annoncés par des douleurs vives le long du canal, par
la tuméfaction de la verge et par la fièvre, qui ne tarde pas à se déclarer.
Dans les cas où l'inflammation phlegmoneuse ne passe pas à l'état de sup-
puration, parce qu'elle n'est pas entretenue par les sondes, elle reste
néanmoins encore assez intense pour entretenir l'engorgement des parties malades et empêcher la résolution.

Je résumerai ce que je viens de dire concernant le traitement des rétrécissemens par la dilatation, en faisant observer 1.° que celle-ci, faite au
premier degré, et qui paraît avoir le moins d'inconvéniens, puisqu'elle
s'accompagne rarement d'accidens inflammatoires, n'est pas susceptible
de rendre au canal ses dimensions naturelles ; 2.° qu'au second degré, elle
est plus douloureuse et produit plus souvent l'inflammation phlegmoneuse
des parties, et qu'elle doit dès lors être abandonnée, parce qu'elle ne pro-

duit aussi que la cure palliative des rétrécissemens, bien qu'elle dilate plus promptement leur ouverture. Ils se reproduisent, en effet, peu de temps après qu'on a cessé l'usage des bougies; l'irritation incessante qu'elles ont entretenue dans ses parois en a empêché la résolution.

Le cathétérisme forcé constitue un traitement si douloureux qu'il y a autant de cruauté à y soumettre les malades que de témérité à le tenter.

On a cherché à rompre les parois des rétrécissemens au moyen de l'insufflation et des injections faites avec force devant l'obstacle. Mais ces moyens de dilatation, outre qu'ils sont douloureux, n'ont peut-être jamais obtenu le but qu'on se proposait. MM. Ségalas, Léroy et Amussat les ont employés avec si peu de succès qu'ils y ont renoncé. M. Amussat s'en est servi le premier avec succès dans les rétentions d'urine causées par certains rétrécissemens, dont l'ouverture était fermée par un bouchon de mucosité épaissie.

Les bougies et les sondes, quelles que soient leur forme et leur nature, sont de mauvais moyens de dilatation, non seulement parce qu'elles agissent lentement, et qu'elles ne procurent qu'une cure palliative, mais encore parce que la compression qu'elles exercent sur les parties malades n'a pas lieu en même temps sur toute la surface de l'obstacle : c'est, en effet, le point le plus saillant qui la supporte en entier ; aussi arrive-t-il que cet endroit plus irrité s'enflamme et éprouve une érosion qui rend bientôt la dilatation très douloureuse et souvent impossible. Si la dilatation pratiquée avec le dilatateur de Ducamp était permanente, elle serait bien préférable à celles qu'on obtient avec les bougies, parce qu'elle est à la fois lente et qu'elle se pratique avec la même force sur tous les points du même rétrécissement, c'est-à-dire sur les plus saillans comme sur ceux qui sont moins resserrés. D'un autre côté, le dilatateur n'exerce pas sur les parties un frottement aussi douloureux que celui des sondes. J'ai donc fait une chose utile lorsque j'ai eu l'idée de gonfler la poche du dilatateur avec du mercure. Ce métal est, en effet, le meilleur moyen de vaincre la résistance des parois de l'obstruction et d'en produire la dilatation d'une manière permanente, ainsi que j'en ai eu l'assurance dès les premiers jours que je me suis occupé de traiter les rétrécissemens par l'incision. J'ai continué à m'en servir avec le même succès après la publication de mon mémoire sur ces maladies; mais je ne l'ai employé depuis ce moment qu'à la fin du traitement et seulement lorsque le canal pouvait recevoir de grosses bougies.

Longtemps et presque exclusivement suivie, la dilatation ne fut un peu délaissée que lorsque Ducamp publia les moyens d'appliquer avec précision le caustique sur les parties malades; je pourrais dire avec quelque exactitude que depuis cette époque ces deux méthodes se sont alliées et ont contribué par égale part au traitement des rétrécissemens; ainsi la seconde méthode n'a donc pas réellement remplacé la première; car quelle que soit la précision avec laquelle l'auteur de la cautérisation attaque les rétrécissemens du canal de l'urètre, il ne détruit pas assez profondément ni assez complètement toutes les parties malades, pour ne pas être dans l'obligation d'achever par la dilatation l'élargissement du canal que le caustique a commencé; ainsi en supposant que la cautérisation ne fût pas vicieuse par elle-même, elle conserverait encore tous les inconvéniens qu'on reproche à la dilatation.

Je suis étonné que l'auteur de la cautérisation ait pour ainsi dire fait de la dilatation la base du traitement des coarctations de l'urètre, après l'avoir si justement condamnée. Serait-elle, après la cautérisation, réellement dépourvue des inconvéniens qu'il lui reproche avant cette opération? La cautérisation, dit-il, doit atteindre ce but : détruire la disposition morbide des parties; s'il entend par ces expressions, disposition morbifique, tout ce qui fait relief dans le canal, tout ce qui est résistant ou qui a cessé d'être extensible, ainsi qu'il paraît nous le dire, nous verrons bientôt qu'il n'a pas été conséquent avec sa première proposition; il conseille en effet de cesser la cautérisation dès qu'on peut introduire dans l'ouverture du rétrécissement une bougie n° 6. Bien certainement dans ce cas, la disposition morbifique des parties n'est pas encore entièrement détruite ; en relevant cette contradiction je suis loin de blâmer la conduite de l'auteur; il aurait en effet commis une très grande faute et fait courir à son malade la chance d'accidens graves, s'il eût mortifié les parois des rétrécissemens dans toute leur épaisseur, c'est-à-dire jusqu'aux parties saines, ainsi que l'a conseillé M. Lallemand. Les rétrécissemens qui ont une certaine longueur et dont les parois sont épaisses ont besoin d'être cautérisés très profondément pour pouvoir être dilatés avec fruit, dit cet auteur; et il donne le conseil de détruire alors la totalité de ce qui est altéré et tout ce qui met évidemment obstacle à la dilatation du canal, parce que le peu qu'on en laisse étant à peu près inextensible, on ne gagne rien par la dilatation. Il conseille même de cautériser encore lorsque le rétrécissement peut déjà admettre une sonde n° 9.

Nous pouvons donc tenir pour constant que puisque Ducamp cessait la cautérisation lorsqu'il avait tant soit peu élargi l'ouverture des rétrécissemens, il ne détruisait pas entièrement leur disposition morbide; or les bougies dont il faisait alors usage pour achever la dilatation devaient conserver les mêmes inconvéniens qu'avant la cautérisation et n'amener également qu'une cure palliative.

Quoi qu'en dise Ducamp, la dilatation doit être plus douloureuse lorsque les rétrécissemens ont été cautérisés que lorsqu'ils ne l'ont pas été.
Parmi ces derniers, je n'en n'ai jamais rencontré dont la sensibilité m'ait
forcé de renoncer à la dilatation, tandis qu'elle a été accompagnée de si
vives douleurs dans les rétrécissemens que j'ai cautérisés, que les malades
n'ont pas pu la supporter; et d'ailleurs peut-il en être autrement? le caustique ne produit-il pas une plaie avec plus ou moins d'irritation dans la
muqueuse, en avant et en arrière de l'obstruction? Cette irritation n'est-
elle pas entretenue et même accrue dans ces parties par la présence des
bougies dans le canal? En un mot dans les rétrécissemens qui ont été
cautérisés et dont on n'a pas entièrement détruit la disposition morbifique, la dilatation est plus douloureuse et ne produit encore qu'une cure
palliative.

Le mode d'application du caustique a été porté à son plus haut degré de
perfection par Ducamp. Considérée sous ce rapport, la cautérisation laisse
peu à désirer. S'en suit-il pour cela qu'elle soit sans inconvénient? et ses
conséquences ne sont-elles pas dangereuses? n'a-t-on pas vu, par exemple, des rétrécissemens être la suite de la cautérisation elle-même? Sur
ce point périlleux de leur méthode, les partisans de la cautérisation ont
gardé un silence prudent. Peut-être n'ont-ils pas osé avouer sans détour
les désastres possibles de la cautérisation, et pourtant la lecture de leurs
ouvrages nous confirme dans la pensée que ces tristes résultats n'avaient
pas échappé à leur observation. En effet, ne voyons-nous pas Ducamp
recommander d'être avare de caustique et d'en cesser l'application dès que
l'urètre peut admettre une bougie de six lignes? « Quelques applications
à un dixième de grain de nitrate d'argent suffisent, dit-il, dans la grande
majorité des cas pour détruire l'obstacle, et on ne doit jamais perdre de
vue que la cicatrice sera d'autant plus mince et délicate qu'on aura moins
détruit de parties. » Il est évident, d'après ces remarques, que Ducamp
supposait à la cautérisation des inconvéniens proportionnés à la quantité
de caustique dépensée, ou à l'étendue des parties détruites, ou encore à la
largeur de la cicatrice, dont le tissu rétractile reproduit les rétrécissemens
sous une forme incurable. N'est-ce pas pour les mêmes raisons que M. Au-
mont (Add. à la thèse de M. Lisfranc, p. 147) veut qu'on rejette la cautérisation toutes les fois que la longueur du rétrécissement dépasse un
pouce?

Quoique M. Lallemand garde un silence absolu sur les suites fâcheuses
que peut avoir la cautérisation, nous sommes néanmoins portés à croire
qu'il n'ignorait pas qu'elle pouvait souvent produire des rétrécissemens
incurables, puisqu'il conseille de s'en abstenir pour tous ceux dans les-

quels on peut introduire une bougie n° 6. Pourquoi, dit-il, puisqu'on finit par dilater les rétrécissemens après les avoir élargis par la cautérisation, ne commencerait-on pas par-là quand ils sont encore assez larges?

Presque tous les auteurs qui ont écrit sur les rétrécissemens avant Ducamp sont convenus que la cautérisation pouvait avoir des suites fâcheuses, et entre autres inconvéniens, ils lui reprochaient surtout celui d'exposer les malades à un nouveau rétrécissement plus difficile à surmonter que le premier. Les cautériseurs modernes pensent-ils nous faire croire que cet accident tenait uniquement à la manière d'appliquer le caustique? Il est bien certain qu'on maîtrisait plus difficilement son action autrefois, qu'on ne le fait aujourd'hui; mais aujourd'hui comme hier, le caustique produit une escarre, puis une plaie, et à la place de la plaie, il s'établit une cicatrice qui se ressemble dans l'un et l'autre cas; et cette cicatrice, il est impossible de l'obtenir de l'étendue des autres parties du canal, qu'elle remplace, sans conserver aucune de leurs qualités. Lorsque j'ai eu l'idée de me servir de l'incision et de la substituer à la cautérisation, je ne croyais pas que cette dernière méthode s'accompagnait d'accidens si graves et avait des suites si funestes, que je serais obligé de la rejeter du domaine de la chirurgie; je ne croyais pas non plus à cette époque que la méthode de l'incision pût s'appliquer à la guérison de tous les rétrécissemens, parce qu'il n'y a pas entre eux de similitude parfaite. Mais le raisonnement et l'expérience m'ont prouvé le contraire; et il est maintenant acquis pour moi, que quelles que soient la forme et l'espèce des rétrécissemens, l'incision est toujours le meilleur et le seul moyen de guérison qu'on ait à leur opposer.

Je l'ai déjà dit, et on est généralement d'accord sur ce point de pratique, que pour guérir un rétrécissement, il faut faire cesser la disposition morbide des parties malades avant de passer à leur dilatation. Si on entend par disposition morbide, cette coarctation du canal semblable à la constriction que lui ferait éprouver une ligature avec une ficelle, avouons que les auteurs de la cautérisation s'y sont très mal pris pour arriver à ce but; en effet, au lieu de la faire cesser en coupant l'espèce de bride qui étrangle le canal et s'oppose à son élargissement, en l'attaquant par un seul de ses côtés et sur un point linéaire de sa longueur, comme ils auraient dû le faire, ils ont au contraire cautérisé en tous sens le rétrécissement pour consumer entièrement ses parois; ils ont donc fait éprouver au canal une très grande perte de substance, et substitué à la place du rétrécissement une large plaie qu'on a trop légèrement appréciée.

La guérison d'un rétrécissement traité par la cautérisation est obtenue, dit-on, lorsqu'on a atteint une cicatrice mince aussi large que le canal.

Voyons s'il est possible de l'obtenir avec toutes ces qualités, et si une fois obtenue, elle doit toujours conserver cette finesse qui la fait ressembler à la muqueuse. Supposons un rétrécissement circulaire de six lignes d'étendue : on le cautérise en tous sens et dans toute sa longueur, c'est-à-dire qu'on détruit le canal dans toute sa circonférence et dans une étendue au moins égale à celle de la maladie : voilà donc, l'escarre étant tombée, une plaie très étendue, fortement irritée par les cautérisations répétées, et encore plus par les sondes avec lesquelles on va dilater le canal. Toutes ces causes d'irritation bornent-elles leur action à la plaie ? Non certainement; l'irritation s'étend encore aux parties sous-jacentes qui s'engorgent plus ou moins. Alors l'inflammation survient ; elle est même un accident inévitable, car si les applications du caustique ont été ménagées et n'ont pas détruit les tissus malades dans toute leur épaisseur, ou jusqu'aux parties saines, la dilatation qui est alors plus douloureuse la provoquera; si au contraire la cautérisation a emporté tous les tissus affectés, cet accident est directement déterminé par le caustique dont on a été obligé de multiplier les applications.

On conçoit qu'il doit être impossible de répéter ces applications sur des tissus aussi délicats, sans provoquer leur inflammation : aussi, je le répète, cet accident, qui est inévitable, empêche-t-il ou retarde-t-il toujours plus ou moins la cicatrisation de la plaie. Mais je suppose que l'inflammation soit moindre et que la plaie, moins irritée, ait pu se cicatriser : la cicatrice présente-t-elle les caractères qu'on lui suppose, c'est-à-dire est-elle mince, flexible et aussi étendue que le canal ? Si les cicatrices récentes qui se forment dans tous les tissus du corps sont dures et plus ou moins épaisses, pourquoi celles de l'urètre n'offriraient-elles pas ces caractères, puisque les plaies du canal, sans cesse irritées, s'accompagnent toujours d'engorgement dans les tissus voisins ? Il est donc impossible de concevoir que la cicatrice qui suit la cautérisation de la muqueuse du canal soit mince et flexible, comme on l'a gratuitement avancé. Je crois aussi qu'il est impossible d'obtenir une cicatrice aussi large que le canal; et je fonde mon opinion sur la contiguïté habituelle du canal, sur le peu de temps qu'on laisse les sondes à demeure, et sur la tendance qu'ont les cicatrices à rapprocher les bords des plaies. Il faudrait, pour lui obtenir cette dimension, que les corps dilatans restassent à demeure dans le canal jusqu'à parfaite guérison de la plaie, ou que ses parois fussent soulevées et habituellement distendues pendant tout ce temps : alors seulement je conçois que la cicatrice pourrait avoir les dimensions du canal. Mais d'abord, à tort ou à raison, on n'a pas procédé de la sorte après la cautérisation; et dans le cas qu'on eût voulu le faire, on en aurait, sans doute, été détourné par l'inflammation que la présence des sondes y aurait déterminée.

On sait que les parois de l'urètre, souples et flexibles, sont habituellement contiguës. L'inflammation de la plaie et l'engorgement, qui en est la conséquence, augmentent leur épaisseur, d'où il suit que, dans le point cautérisé, les parties sont aussi habituellement contiguës et se touchent même quelquefois avec assez de force pour produire une rétention d'urine. Or, dans ces cas, je le demande, est-ce parce qu'on placera une sonde dans le canal, deux heures sur vingt-quatre, qu'on procurera à la cicatrice une étendue égale au diamètre de l'urètre ? Cette opinion n'est pas admissible, le raisonnement la repousse : les parties malades, en effet, étant moins résistibles que les parties saines, reviennent sur elles-mêmes aussitôt qu'on a retiré la sonde, et elles restent contiguës : ainsi, la cicatrice qui va se faire pendant vingt-deux heures sur des parties habituellement en contact ne pourra jamais avoir une étendue de quatre lignes. L'expérience de tous les jours prouve aussi, de la manière la plus évidente, la justesse de mon raisonnement, ainsi que j'ai pu m'en convaincre par les malades que j'ai cautérisés, et par ceux plus nombreux que mes confrères ont traités de la même manière, et qu'ils ont eu la complaisance de me montrer. C'est, en effet, depuis que j'habite Lyon que, discutant avec des hommes de l'art sur les avantages et les inconvéniens des divers traitemens des rétrécissemens, j'ai mieux été à portée de connaître combien était grand le nombre des victimes de la cautérisation. Je pourrais en citer des centaines d'exemples, si ce triste dénombrement devait avoir quelque profit. J'en ai fait le mien, et je m'en sers pour montrer que l'application du caustique même, confiée à des mains habiles et exercées, a également produit dans le canal de l'urètre des désastres épouvantables et le plus souvent sans remède.

Le tissu des cicatrices, dense, serré, peu ou pas du tout extensible, est peu susceptible de résolution ; il a, au contraire, comme tous les tissus de nouvelle création, une tendance à se durcir davantage et à rétrécir les ouvertures où il se forme. Cette disposition morbide s'observe surtout lorsque quelques corps étrangers entretiennent l'irritation dans les parties. Or, dans les rétrécissemens que l'on a cautérisés, la cicatrice n'est-elle pas constamment irritée par les sondes et par le passage des urines ? Ainsi je suppose qu'après avoir détruit un rétrécissement par la cautérisation et par les bougies, on ait donné au canal une ouverture de deux lignes d'étendue, il ne conserve pas encore cette dimension, à cause de la tendance que la cicatrice a à se resserrer de plus en plus.

La cautérisation n'est donc pas seulement dangereuse, ainsi que je le croyais autrefois, par les accidens inflammatoires qui l'accompagnent, soit que ceux-ci soient provoqués par le caustique lui-même, soit qu'ils le soient par l'usage des bougies : elle est encore essentiellement vicieuse, en tant qu'elle fait éprouver au canal une perte de substance, et qu'elle produit une plaie très étendue, dont la cicatrice, loin d'avoir la souplesse et l'élasticité des parties détruites, et d'en remplir les fonctions, est, au contraire, un tissu inextensible, qui devient l'occasion d'une nouvelle stricture.

Je pensais autrefois qu'après avoir détruit la disposition morbide des parties qui forment le rétrécissement, je pouvais me servir de suite des bougies d'un très gros volume, pour maintenir au canal la largeur que lui avait acquise l'incision ; c'est ainsi que j'avais traité les premières obstructions du canal que j'avais eu à combattre : mais, depuis la publication de mon mémoire sur ces maladies, l'expérience m'a appris qu'on pouvait s'en tenir à l'incision, et que la dilatation était inutile et dangereuse ; ainsi, si je fais encore usage de l'incision, ce n'est pas dans l'intention de dilater le point rétréci du canal ou les parois de l'obstruction, mais seulement pour écarter ses lambeaux et empêcher leur réunion.

Malgré ma prédilection pour ma méthode, je savais qu'elle n'était pas exempte d'inconvéniens : je l'avais déjà vue deux fois s'accompagner de l'inflammation de l'urètre, et bien que je rapportasse cet accident à la dilatation, je n'étais pas encore convaincu que celle-ci en fût exclusivement la cause, lorsque la rencontre d'un nouveau rétrécissement vint lever tous mes doutes à cet égard. Il fut, en effet, pour moi la source de nouvelles réflexions, qui me portèrent à modifier l'urétrotome, comme je l'indiquerai tout-à-l'heure.

Nous savons qu'il faut élargir le canal pour faire cesser l'obstacle au cours de l'urine. Je ne rappellerai pas les nombreux moyens qu'on a proposés pour obtenir ce résultat ; je les rejette tous indistinctement, comme insuffisans, périlleux et nuisibles.

Avant de parler de l'incision ou de la manière de pratiquer le débridement des rétrécissemens, j'éprouve le besoin de demander s'ils sont tous susceptibles d'être attaqués par l'instrument tranchant. Si l'incision est également avantageuse dans toutes les espèces de rétrécissemens ? Si ceux de la première et de la seconde espèce, par exemple, qui sont causés par l'inflammation et l'épaississement des parois du canal, peuvent être traités comme les rétrécissemens membraneux ?

L'expérience m'a appris que les uns et les autres pouvaient être guéris par l'incision de la manière la plus prompte et la plus avantageuse.

Dans l'incision des rétrécissemens avec épaississement des parois de l'urètre, quelle que soit leur étendue, on divise l'obstruction en plusieurs sens, et, en les réduisant ainsi en plusieurs compartimens, on a surtout pour but de favoriser la résolution de ses parois. Les sondes qu'on y introduit pour écarter les lèvres des solutions de continuité et empêcher leur réunion, en comprimant les lambeaux de l'obstruction, diminuent peu à peu leur épaisseur et en même temps l'étendue des plaies ; en sorte que, lorsque la résolution des lambeaux est achevée, les petites solutions de continuité ne s'aperçoivent plus que sous une forme linéaire. Elles ne sont donc pas recouvertes par une cicatrice mince aussi étendue qu'elles. Celles-ci ne s'aperçoivent même pas à l'autopsie des individus qui ont été traités par cette méthode, ainsi que j'en ai l'assurance.

La guérison des autres espèces de rétrécissement s'obtient encore plus facilement, quoique de la même manière que celle des premiers ; seulement elle est plus prompte.

Par la méthode de l'incision, le canal de l'urètre n'éprouve pas de perte de substance ; la guérison des obstructions ne repose donc pas sur la nécessité d'obtenir une cicatrice mince, aussi large que le canal, comme on suppose qu'on l'obtient (par le désir qu'on en a, sans doute) , après la cautérisation. Elle consiste, au contraire, à ramener les parties malades à leur état normal. Après la résolution des lambeaux de l'obstruction, elles reprennent, en effet, leur souplesse naturelle. Ainsi, sous ce rapport, ces deux méthodes ne souffrent pas de comparaison. Mais est-il vrai qu'après l'incision les parties engorgées puissent reprendre leur état primitif sans laisser des vestiges de cicatrices, ainsi que je viens de le dire ?

Les plaies ont d'abord une étendue considérable, et presque toujours proportionnée à l'épaisseur des parois du rétrécissement ; mais elles diminuent peu à peu, à mesure qu'elles se dégorgent et qu'elles s'aplatissent : ainsi, lorsque leur résolution est achevée, elles deviennent linéaires et ressemblent parfaitement aux cicatrices qui résulteraient des plaies du canal dans l'état sain. Il ne serait pas plus raisonnable de croire que la cicatrice qui se fait isolément sur les lèvres de la division dût avoir une étendue égale à celle de la surface des plaies fraîchement faites, qu'il serait rationnel de penser que le canal pût reprendre ses dimensions naturelles, tant que ses parois restent engorgées ou épaissies. Les bougies que l'on porte dans le canal, après l'incision, affaissent si promptement les lambeaux de l'obstruction que la cicatrisation de leur plaie ne peut pas se faire dans le court espace de temps qu'ils mettent à se résoudre.

On ne peut pas préciser le temps que doit durer le traitement des rétrécissemens par l'incision. Il doit varier suivant les espèces de rétrécissemens, leur étendue et une foule d'autres circonstances. Ainsi, je n'assignerai pas quarante jours, ni comme le terme moyen de sa durée, ni comme le plus long; je me bornerai à déclarer qu'il ne faut pas trop se hâter de l'abandonner et de tenir pour guéris les malades, dès qu'ils pissent librement et même par un jet assez fort. Le cours plus ou moins facile de l'urine n'est pas en effet un indice certain de la guérison des rétrécissemens, et c'est à tort qu'on en a jugé ainsi.

Pour constater leur guérison, il faut que la sonde n. 12 puisse franchir le rétrécissement sans y être plus serrée que dans le reste du canal. Alors seulement on aura la certitude que l'engorgement des tissus calleux s'est entièrement dissipé, et que les parties sont revenues à leur souplesse naturelle.

Si on devait se borner à faciliter le passage des urines, le but serait atteint dès le premier jour de l'opération; car le canal est assez largement ouvert pour permettre au malade d'uriner de suite à plein canal; mais la division du rétrécissement ne remplit qu'une des indications du traitement, et si on s'en tenait à cette opération, la maladie ne tarderait pas à se reproduire. Les lambeaux de l'obstruction se réuniraient en effet entre eux; car quoique l'incision ait fait cesser la constriction du canal, ils ne s'écartent pas d'eux-mêmes, ils conservent toute leur épaisseur et restent au contraire contigus et même appliqués avec force l'un contre l'autre. Une preuve de cette disposition nous est donnée par la sonde avec laquelle on explore le canal après l'opération; car, bien qu'elle soit plus petite que l'urétrotome, elle est plus serrée au niveau du rétrécissement que dans le reste du canal. La seconde preuve nous est acquise par la forme du jet des urines : celui-ci est en effet toujours aplati, surtout si l'on n'a fait qu'une seule incision.

Puisque les lambeaux de l'obstruction ne s'écartent pas d'eux-mêmes et qu'ils ne cessent pas de faire saillie dans le canal, il est évident que l'incision ne procurerait qu'une cure palliative et de peu de durée, si on ne faisait pas usage des sondes ou des bougies pour prévenir leur réunion et faciliter en même temps leur résolution; c'est donc de l'emploi bien entendu de ces deux moyens que dépend la cure des rétrécissemens. J'avais autrefois l'habitude d'employer immédiatement après l'opération des bougies d'un gros volume pour maintenir au canal toute la largeur que lui avait acquise l'incision du rétrécissement; mais la première maladie de ce genre que je rencontrai, après que j'eus publié mon mémoire sur l'urétrotomie, m'ayant démontré les inconvéniens de cette pratique, je n'emploie plus les bougies de la même manière. Je ne m'en sers que pour écarter ses lambeaux et exercer sur eux une légère compression qui favorise leur résolution.

J'avais déjà remarqué que l'introduction des grosses bougies dans le point rétréci était douloureuse; je jugeai aussi que l'irritation qu'elle pouvait occasionner avait plusieurs fois empêché la résolution des parties malades et même causé l'inflammation de l'urètre. Aujourd'hui je suis parvenu à éviter tous ces inconvéniens par les modifications que j'ai apportées à ma méthode de guérison.

Au lieu de diviser les rétrécissemens une seule fois et d'achever leur guérison par l'usage des grosses bougies que je plaçais immédiatement dans le canal, je les divise tous les huit ou dix jours; c'est-à-dire que la même opération est ainsi renouvelée de loin en loin, jusqu'à entière guérison. En procédant de la sorte, je détruis beaucoup plus complètement la disposition morbifique des parties, et j'ai l'avantage de faire des bougies un usage plus convenable et moins douloureux pour le malade; car quoique la première incision ait assez ouvert le canal pour permettre l'introduction d'une bougie aussi forte que l'urétrotome, je n'y place cependant qu'une bougie d'un numéro plus petit, que le malade peut garder sans souffrance une partie de la journée, ou presque tout le temps; ainsi un rétrécissement étant donné, je le divise d'abord avec l'urétrotome n. 1, et j'y place une bougie n. 6 ou 7. Huit jours après, seconde incision avec l'urétrotome n. 2, bougies n. 8 ou 9. Huit jours plus tard encore, troisième incision avec l'urétrotome n. 2, bougies n. 12, et ainsi de suite jusqu'à entière guérison. On peut en effet, sans aucun inconvénient, répéter ces opérations, tant que la dilatation est douloureuse et que les sondes du plus gros diamètre ne traversent pas librement le point rétréci. Avec la précaution de me servir de bougies moins volumineuses que l'ouverture du rétrécissement, je peux les tenir presque habituellement dans le canal, sans danger de provoquer de l'inflammation et sans nuire à la résolution des parties malades, parce qu'elles ne sont que très faiblement comprimées. D'un autre côté, j'ai l'assurance que les incisions ne sont nullement douloureuses. Il n'y aurait pas d'inconvénient si les incisions subséquentes agissaient toujours dans la même direction, ou dans la direction de la première plaie; mais il est préférable qu'elles se fassent sur un autre point des parois de l'obstruction. On peut même, chaque fois qu'on revient à cette opération, multiplier ces incisions; car j'ai reconnu que lorsque je les ai divisées en un très grand nombre de compartimens, j'ai facilité leur dégorgement et leur résolution.

La grande difficulté d'atteindre les rétrécissemens de l'urètre avec un instrument tranchant, avait fait penser que leur scarification devait être impossible, et on s'était même effrayé devant l'idée d'une semblable opération; mais aujourd'hui qu'on peut maîtriser et borner à volonté l'incision aux parties malades, comme je peux le faire avec les urétrotomes dont je vais donner la description, elle n'a plus rien de dangereux. Il suffit même de voir ces instrumens pour en être entièrement convaincu et pour dissiper toutes les craintes que l'opération pouvait laisser concevoir.

Je ne me servais d'abord que des urétrotomes dont j'ai donné la description dans mon mémoire sur les rétrécissemens; mais depuis la publication de cet opuscule, j'ai encore fait usage d'un urétrotome d'une autre forme. Ce dernier instrument opère l'incision des rétrécissemens d'arrière en avant, tandis que les premiers les divisent d'avant en arrière. Je donnerai la description de ces deux instrumens, sans pouvoir cependant m'attribuer entièrement la découverte du dernier, bien que M. Charrière, premier coutelier de Paris, à qui elle appartient, veuille m'en faire honneur : c'est en effet cet habile mécanicien qui en a eu la première idée. Quoi qu'il en soit, comme il a été vendu comme m'étant propre, et que c'est sur son modèle qu'a été fait l'urétrotome scarificateur qu'on attribue, je crois, à M. Ricord, ainsi que quelques autres à peu près semblables, j'en fais ma propriété et fais remonter son invention à l'époque de la publication de mon mémoire sur les rétrécissemens de l'urètre, m'engageant de prouver qu'il en a été vendu depuis bien des années, et que c'est à tort que quelques chirurgiens, qui ne l'ont pas trouvé décrit dans mon opuscule, s'en sont attribué la découverte.

L'ancien urétrotome, que j'emploie toujours de préférence, ressemble à une sonde de la longueur du canal, un peu aplatie et plus grosse à son extrémité antérieure, dans laquelle est cachée une lame portée par un mandrin avec laquelle on la meut à volonté : ainsi deux parties distinctes le composent : la première, qui forme le corps de l'instrument, est une sonde proprement dite; la seconde, qui se meut dans la première, est représentée par une tige centrale sur laquelle est arrêtée la lame. La première partie de l'instrument est elle-même composée de deux parties distinctes : l'une est une canule d'argent de six à sept pouces de long, ouverte par ses deux extrémités, portant sur un de ses côtés les divisions du pied; son ouverture externe est étroite, mais elle s'élargit en s'évasant en forme d'entonnoir, du côté qui regarde l'extrémité antérieure de la canule. Cette disposition est nécessaire pour rendre plus facile l'introduction du mandrin qu'on place dans la canule, en le faisant pénétrer par son extrémité vésicale. L'autre extrémité de la sonde présente un pas de vis sur lequel vient se réunir la seconde pièce du corps de l'instrument, c'est-à-dire le fourreau, ainsi nommé parce qu'il loge la lame. Celui-ci, long de quinze à seize lignes, a plus de volume que la sonde; sa forme,

qui est un peu aplatie, varie cependant selon qu'il est destiné à recevoir
une lame à un seul ou à deux tranchans.

Lorsque le fourreau reçoit une lame à un seul tranchant, il ne déborde
que d'un côté le corps de la sonde, dans l'étendue de près d'une ligne.
Dans le reste de son contour il en continue la forme et semble ne faire
qu'un corps avec elle.

Lorsqu'il reçoit une lame à deux tranchans, ses bords dépassent à
droite et à gauche le corps de la sonde, dans l'étendue d'une demi-ligne
environ. Les bords saillans des fourreaux sont ouverts et les petites fentes
qu'on y remarque indiquent la séparation des deux pièces qui composent
cette portion d'instrument.

Les fourreaux pourraient être soudés sur la canule; mais au lieu de
cela, ils se vissent sur elle : j'évite par-là de faire autant de sondes que
de fourreaux; c'est ainsi que je n'ai que deux sondes, à chacune desquelles
j'adapte deux fourreaux; de cette manière je me procure en double un
urétrotome simple et un urétrotome double. Les bords saillans des fourreaux sont tournés du côté où la sonde offre les divisions du pied. Celles-
ci servent donc à la fois pour indiquer la profondeur à laquelle elle est
engagée, et pour désigner le côté tranchant de l'instrument.

L'extrémité vésicale du fourreau se termine par une pointe angulaire,
qui diffère selon qu'on l'examine dans l'urétrotome double ou simple.
Dans le premier, elle prend la forme d'un triangle, au sommet duquel est
un trou arrondi où viennent finir les fentes des bords saillans; dans le
second, ce bout prend la forme d'un triangle rectangle, au sommet duquel est le petit trou qui loge le stylet précurseur.

On se formerait une bien fausse idée de mon instrument si l'on jugeait
de l'étendue de sa lame par celle du fourreau. La lame n'a en effet que cinq
à six lignes de long, tandis que le fourreau en a quinze à seize. Je n'en
donne autant à ce dernier que pour cacher le précurseur qui prend et
conduit la lame dans le rétrécissement.

La seconde partie de mon instrument est composée de plusieurs pièces
qui, réunies ensemble, forment une seule tige, sur laquelle est fixée la
lame à laquelle elle sert de manche. Cette tige, partie en argent, partie en
acier, est plus longue que la sonde de quinze lignes environ. Le mandrin
d'acier est de la longueur d'une aiguille à tricoter; il porte un pas de vis à
ses deux extrémités : l'externe reçoit un anneau d'argent assez grand
pour recevoir le pouce. Sur l'autre extrémité se visse une petite canule
d'argent de même volume que le mandrin. Cette canule échancrée d'un
ou des deux côtés, suivant que l'urétrotome est double ou simple, reçoit
une lame configurée comme celle du fourreau. A l'autre extrémité de la

petite canule d'argent, s'adapte le bout du précurseur en baleine qui y est goupillé. Ce précurseur beaucoup aminci au milieu, terminé par un bout arrondi, est très flexible.

Toutes les pièces de la seconde partie de mon instrument constituent par leur assemblage un seul corps qu'on fait mouvoir à volonté dans la sonde ; ainsi mes urétrotomes ne sont véritablement formés que de deux parties distinctes. Entre l'anneau situé à l'extrémité externe du mandrin, et celle de la sonde, se trouve placé un curseur qui sert à régler le degré d'ouverture qu'on veut donner à l'instrument. Lorsqu'on veut s'en servir, on l'introduit fermé devant le rétrécissement, et lorsqu'il y est parvenu, on recule le curseur sur le premier point tracé sur le mandrin. En poussant celui-ci, on fait sortir le précurseur qui enfile aussitôt le rétrécissement ; on recule encore le curseur d'un point ou de deux, suivant qu'on veut faire plus ou moins avancer la lame. On arme donc l'instrument en deux temps : dans le premier, en poussant le mandrin, on ne fait sortir que le précurseur ; dans le second, on fait sortir la lame ; c'est donc avec la plus grande précision qu'on arme l'intrument : on sait, par exemple, qu'en reculant le curseur sur le deuxième point, on fait sortir la lame d'une demi-ligne ou de trois quarts de ligne au plus sur les bords du fourreau ; tandis que si on le recule sur le troisième, on la fait saillir d'une ligne et quart. Il n'y a donc que ses bords et sa pointe, dont l'extrémité est cachée derrière le précurseur, qui sortent du fourreau.

Moyennant que l'ouverture qui se trouve au bout du fourreau de l'urétrotome simple est un peu plus élevée que le sillon qui longe la lame, je fais saillir davantage celle-ci, et, par cette nouvelle disposition, je peux donner à l'incision une ligne d'étendue de plus que le diamètre du fourreau : par exemple, avec l'urétrotome n. 1, qui a à peine deux lignes de diamètre, je fais une incision de trois lignes, et avec l'urétrotome n° 2, j'en obtiens une de quatre lignes. Quoique cette modification soit peu importante, elle facilite cependant l'introduction des urétrotomes à travers le méat urinaire.

Il suit de la disposition de la lame de mes urétrotomes : 1° Que la section des parois du rétrécissement ne se fait d'abord que sur la partie antérieure de la lame, près de sa pointe, et qu'elle s'achève sur le fourreau, c'est-à-dire sur les bords obliques de la lame qui le débordent d'une ligne environ ; 2° Que l'étendue qu'on donne à l'incision est connue d'avance ; elle est toujours en effet en rapport avec le volume du bout de l'instrument sur lequel elle se fait ; ainsi si le fourreau a trois lignes de diamètre, on est assuré d'en donner autant au canal de l'urètre par la division du rétrécissement ; 3° Que la pointe de la lame cachée et précédée d'un stylet flexible ne fait courir aucun risque de blesser le canal de l'urètre de quelque manière que ce soit.

Je n'avais d'abord fait faire que des urétrotomes droits; mais ayant remarqué qu'il était difficile de s'en servir pour les rétrécissemens situés dans la courbure du canal, j'en ai fait qui ont une légère courbure ayant d'ailleurs la même forme.

Nouvel urétrotome. Mon nouvel urétrotome se compose, comme le précédent, de deux pièces distinctes, d'une très petite canule d'argent, et d'une lame portée par un mandrin d'acier.

La canule d'argent semblable à une très petite sonde renferme la lame avec son mandrin ou son manche.

Cet instrument peut avoir une forme droite et une forme recourbée, pour atteindre les rétrécissemens situés dans la portion recourbée du canal.

L'extrémité antérieure de la canule d'argent est surmontée par un précurseur en baleine flexible, et de même forme que celui que j'ai adapté à mon ancien urétrotome; ses côtés sont fendus dans l'étendue d'un pouce environ, pour laisser saillir la lame ou les lames, suivant que l'urétrotome est double ou simple. Cette même partie est formée de deux pièces qui se dévissent pour y placer les lames et rendre leur nettoyage facile; elles sont terminées par une vis sur laquelle on monte un petit capuchon formant écrou, sur lequel est ensuite monté le précurseur.

Le mandrin d'acier a deux extrémités : l'antérieure, de forme carrée, qui dépasse la canule de dix-huit à vingt lignes, se trouve embrassée dans toute cette étendue, quand l'instrument est fermé, par un manche cannelé qui y est fixé au moyen d'une vis qui doit toujours être placée de manière à correspondre au côté de l'urétrotome par lequel s'échappent les lames. Sur cette partie du mandrin se voient deux points ou signes sur l'un desquels on arrête le manche curseur quand on veut ouvrir l'instrument. A l'extrémité antérieure de ce mandrin sont fixées une ou deux lames minces et longues de six à sept lignes; elles sont renfermées dans la canule et disposées dans l'intérieur du cône, l'une à côté de l'autre, de manière qu'en poussant d'avant en arrière le mandrin, on leur fait faire une saillie proportionnée à la course, dont l'étendue est indiquée par la distance intermédiaire de la canule extérieure et le petit manche curseur de la partie antérieure de la tige.

On peut donc, suivant qu'on arrête le manche curseur sur le premier ou sur le second point tracé sur la tige, faire saillir plus ou moins la lame, et donner à l'instrument un degré d'ouverture proportionné à l'étendue de l'incision que l'on veut obtenir.

Une canule de gomme élastique sert à faciliter l'introduction de l'urétrotome dans le canal : elle serait en effet difficile, à cause de la finesse et de la flexibilité du précurseur en baleine, qui s'arrêterait dans les plis de la muqueuse. Cette canule, dans laquelle se meut librement l'urétrotome, sert encore à faciliter l'introduction du précurseur dans l'ouverture du rétrécissement, parce qu'étant volumineuse, elle dilate l'urètre et distend ses parois devant l'obstacle. J'ai, à cet effet, deux canules, l'une dont l'extrémité est arrondie, et l'autre qui porte une éminence. Au moyen de cette disposition, je mets le bout du précurseur en rapport plus direct avec l'ouverture de l'obstacle; ces canules ayant moins de longueur que l'urétrotome, elles ne gênent pas son introduction à travers le rétrécissement. Lorsque, au contraire, l'instrument s'arrête devant l'obstacle, le chirurgien saisit la verge, la presse sur la sonde, et, tenant ces deux parties immobiles l'une sur l'autre, il n'a qu'à pousser l'urétrotome pour le lui faire traverser. On est pour ainsi dire assuré qu'il a dépassé le point qu'on suppose malade, lorsqu'il vient rencontrer la canule de gomme élastique.

Quoique la canule de gomme élastique distende un peu le canal devant le rétrécissement, et qu'elle facilite l'introduction de son précurseur dans son ouverture, celle-ci ne rencontre pas cette dernière aussi aisément que celui de mes premiers urétrotomes, dont l'extrémité, qui est percée d'une petite ouverture placée au milieu ou sur les côtés, suivant que l'obstacle est circulaire ou latéral, lui donne quelque ressemblance avec le conducteur de Ducamp.

Telle est la forme de mon second urétrotome, qu'on ne l'ouvre qu'après lui avoir fait traverser le rétrécissement, et qu'on divise les parois de celui-ci d'arrière en avant, en le retirant simplement; tandis que, avec les urétrotomes de MM. Amussat, Ricord, ou autres à peu près semblables, bien qu'on les divise aussi d'arrière en avant, l'incision ne se fait qu'en appuyant l'instrument contre les parois de l'obstacle, c'est-à-dire, en s'en servant comme d'un scarificateur. Or, qu'on le sache bien, la manière de pratiquer cette incision avec l'un ou l'autre de ces instrumens n'est pas indifférente; avec mes urétrotomes, je fais une incision, et, soit qu'elle s'obtienne d'avant en arrière, ou d'arrière en avant, je connais d'avance l'étendue que je vais lui donner; tandis que, avec les autres urétrotomes, on fait une scarification dont on ne juge l'étendue que par approximation.

Avec les premiers, on agit avec une précision mathématique : avec les seconds, il y a incertitude et danger d'attaquer les parties qu'il faut respecter. Telle est même la disposition de mes urétrotomes, surtout des premiers auxquels j'accorde la préférence, qu'on pourrait même s'en servir comme d'un scarificateur, sans inconvénient et sans crainte d'étendre l'incision au-delà de l'axe du canal, soit parce que sa lame est très peu saillante, soit encore que son précurseur s'y opposât; ainsi tenterait-on de percer le canal de dedans en dehors, qu'on ne le pourrait pas.

C'est avec ces instrumens très simples que je conseille d'attaquer les rétrécissemens du canal de l'urètre; on peut, en effet, hardiment s'en servir avec l'assurance de diviser les obstacles qui s'y rencontrent, sans crainte de blesser le canal, sans crainte aussi de faire de fausses routes, parce que la lame, dont la pointe est cachée à la naissance du précurseur, ne divise les parties que par ses bords, et que, de plus, le stylet lui-même la dirige toujours dans le canal, d'où il l'empêche de s'écarter.

Avant d'indiquer la manière de se servir de mes urétrotomes, il convient d'avoir une connaissance parfaite de la situation, de la forme et de l'étendue du rétrécissement qu'on veut diviser; ainsi, veut-on savoir à quelle distance du méat urinaire il existe ? On se sert d'une bougie sur laquelle Ducamp a fait tracer les divisions du pied. Veut-on connaître la situation de son ouverture et l'épaisseur de ses parois? C'est avec la sonde exploratrice de cet auteur qu'on en prend l'empreinte. C'est aussi avec des bougies emplastiques portées directement dans le rétrécissement, ou au moyen d'un conducteur de son invention, qu'on acquiert la connaissance de son étendue.

Au lieu de me servir de ces dernières pour mesurer la longueur des rétrécissemens, et aussi pour les dilater un peu, j'emploie de préférence une bougie, espèce de mandrin en baleine, recouverte avec de la baudruche, ou boyau de chat préparé.

J'en ai de deux grosseurs.

La première, très petite, uniforme en grosseur dans toute son étendue, est un peu plus mince près de son extrémité vésicale, qui se termine par un bout arrondi.

La seconde, d'un volume d'une bougie n. 7 ou 8, est aussi très mince, et flexible près de son extrémité vésicale, qui se termine, comme la première, par un bout arrondi. Cette disposition fait ressembler la pointe de ces bougies au précurseur de mes urétrotomes; toutes deux sont recouvertes avec des rubans de boyau de chat contournés en spirale, ou d'un boyau d'un plus petit animal, dans lequel elles sont introduites.

L'avantage de ces bougies sur les cordes à boyau, ou sur les bougies emplastiques, résulte de la flexibilité de leur pointe. Si elles n'enfilent pas le rétrécissement, celle-ci se replie devant lui sans perforer le canal; d'autre part, en se portant à droite et à gauche, cette pointe finit toujours par rencontrer son ouverture. Elles ont, en outre, l'avantage de conserver constamment la même solidité, et de pouvoir servir longtemps au même usage ; tandis que les bougies emplastiques et les cordes à boyau, ramollies par la chaleur et l'humidité du canal de l'urètre, ont quelquefois perdu leur consistance avant d'être parvenues devant le rétrécissement.

La première de ces bougies est portée dans le rétrécissement, au moyen d'une canule de gomme élastique ou du conducteur de Ducamp. La seconde, étant plus volumineuse, y est introduite sans le secours de cet instrument. Lorsqu'elles y ont séjourné pendant quelque temps, elles rapportent une rainure, au moyen de laquelle on juge de sa longueur. Cette rainure n'est autre chose qu'une tache blanchâtre imprimée sur la membrane. Je me suis quelquefois servi de la grosse bougie pour dilater un peu l'ouverture des rétrécissemens que j'ai opérés avec mon second urétrotome. La forme conique qu'elle affecte en deçà de son extrémité flexible en facilite beaucoup la distension.

Lorsque toutes ces connaissances sur la disposition des rétrécissemens sont acquises au chirurgien qui veut les attaquer par l'incision, il fait choix de l'urétrotome qu'il doit employer ; ainsi, décidé de me servir du premier de ces instrumens, si le rétrécissement est circulaire, c'est-à-dire s'il affecte également la muqueuse dans tous les points de la circonférence du canal, et si son ouverture existe au sommet du cône tronqué qu'il présente, je me sers de l'urétrotome double pour le diviser des deux côtés. Dans ce cas, comme l'ouverture qui loge le stylet se trouve au milieu du bout de l'urétrotome, elle correspond directement à celle du rétrécissement, de telle manière que le stylet passe dans l'ouverture de celui-ci, dès qu'il franchit celle du fourreau. Si l'ouverture existe sur un des côtés du canal, ou si le rétrécissement n'attaque la muqueuse que dans la moitié de la circonférence de celui-ci, il n'est besoin que de l'attaquer d'un côté ; je me sers alors de l'urétrotome simple ou à un seul tranchant, et je le dispose comme il suit : lorsque l'ouverture du rétrécissement est en bas, je tourne le tranchant de l'instrument et *vice versâ* : de cette manière, la lame regarde toujours le côté du rétrécissement qui a le plus d'épaisseur, et l'ouverture de l'instrument se trouve toujours en rapport avec celle de l'obstacle ; de telle façon qu'on n'a besoin, pour faire pénétrer le stylet dans celui-ci, que d'enfoncer le mandrin dans la sonde. Mes urétrotomes sont donc, par rapport au précurseur qu'ils renferment, ce que sont aux bougies emplastiques de Ducamp, les conducteurs dont il se sert pour les porter dans les rétrécissemens ; ils les mettent toujours en rapport avec l'ouverture de ceux-ci : en effet, dans le cas du rétrécissesement circulaire, l'ouverture qui est au sommet de l'urétrotome double correspond directement à celle de l'obstruction. Dans l'urétrotome simple, cette ouverture se trouvant sur le côté de l'extrémité du fourreau, elle correspond aussi directement avec celle du rétrécissement qui est sur un des côtés du canal.

Le curseur, placé sur l'extrémité externe du mandrin, entre l'anneau et le bout externe de la canule de l'urétrotome, règle le degré d'ouverture qu'on veut donner à l'instrument; ainsi, lorsque celui-ci est porté devant l'obstacle, on recule le curseur sur le premier point; alors, poussant le mandrin jusque sur l'urétrotome, on ne fait sortir que le précurseur qui enfile le rétrécissement. On recule le curseur sur le second et sur le troisième point, et on fait saillir la lame, au premier ou au second degré de sortie, c'est-à-dire d'une demi-ligne ou d'une ligne et quart environ.

Voici la manière de procéder à l'opération :

Le malade étant couché, ou assis sur une chaise élevée, l'opérateur placé devant lui prend la verge derrière le gland, entre le pouce et l'indicateur de la main gauche. Il introduit l'urétrotome avec la main droite comme une sonde ordinaire; et lorsqu'il est arrivé devant le rétrécissement, il serre la verge sur la sonde avec la main gauche, pour que leurs rapports ne se détruisent pas. Il prend ensuite, avec la main droite, le mandrin par son anneau; il le pousse et l'enfonce dans la sonde jusqu'au curseur. Dans ce mouvement, le précurseur franchit le rétrécissement; on reconnaît qu'il y est introduit, à l'aisance avec laquelle on peut retirer et enfoncer le mandrin dans la sonde, toujours tenue immobile sur la verge. Ayant acquis cette assurance, on recule le curseur sur le second point, et tenant toujours la verge et la sonde dans la même position, on enfonce entièrement le mandrin dans celle-ci; par ce dernier mouvement, on fait sortir la lame qui saillit alors d'une ligne environ sur les bords du fourreau. Alors, seulement, l'urétrotome est ouvert. C'est dans ce moment qu'on va procéder à la division des parties. C'est aussi dans ce moment qu'il faut se rappeler sur quel côté du canal le rétrécissement existe, pour tourner le tranchant de l'instrument du côté où il offre le plus d'épaisseur. Les choses étant disposées pour le mieux, le chirurgien place le pouce de la main droite dans l'anneau du mandrin, et saisit en même temps la sonde avec les doigts indicateur et du milieu; réunissant ainsi les deux parties de l'instrument, il pousse celui-ci contre le rétrécissement, qui se divise insensiblement sur les bords obliques de la lame; bien entendu que pendant ce dernier temps la verge est toujours retenue sur la sonde avec la main gauche.

D'après ce qui précède, on voit que l'opération avec mon premier urétrotome se compose de plusieurs temps : 1° de son introduction dans le canal jusqu'au rétrécissement; 2° de l'introduction du précurseur dans l'ouverture de celui-ci ; 3° de l'action d'ouvrir l'instrument; 4° de la division des parties en poussant en même temps, contre l'obstacle, la sonde et le mandrin. Ainsi l'incision s'opère insensiblement d'avant en arrière et de dedans en dehors.

Cette division se fait d'autant plus facilement que les parties sont tendues sur le fourreau ; car il faut remarquer que ce dernier pénètre dans le rétrécissement en même temps que la lame, qui ne l'y devance que par sa pointe, ou sa partie la moins large. Il était indispensable que les parties fussent tendues pour être divisées. Sans cette condition, l'instrument aurait pu quelquefois traverser le rétrécissement sans le diviser, surtout ceux qui sont récens, à parois minces et extensibles. On enfonce l'urétrotome dans le canal, à une profondeur variable, mais, en général, basée sur l'étendue du rétrécissement. Il pourrait le dépasser, sans pour cela endommager le canal. La division étant achevée, on retire l'instrument sans difficulté, après l'avoir fermé en reculant le mandrin. On voit qu'on peut donner à l'incision de l'obstruction une étendue déterminée, mais toujours en rapport avec le volume du fourreau : c'est, en effet, sur celui-ci que se règle son étendue, parce que c'est sur lui que les parties qui sont tendues se divisent. L'incision aura donc de plus que la largeur de la lame une étendue qui lui sera acquise par l'épaisseur de l'instrument : or, si celui-ci a deux lignes de diamètre, on est assuré d'élargir le canal dans la même proportion.

Il ne suffit pas d'être fixé sur l'étendue qu'on peut donner à l'incision, il faut encore examiner de quelle manière on peut la limiter aux parties malades.

Nous venons d'expliquer pourquoi l'incision devait avoir plus d'étendue que la lame n'avait de largeur. Je trouve encore une autre raison à cette cause dans la disposition du rétrécissement lui-même. J'en suppose, en effet, un à parois calleuses, n'ayant qu'une très petite ouverture, d'une ligne d'étendue, par exemple. Si je le détruis avec l'urétrotome simple n° 1, c'est-à-dire ayant deux lignes de diamètre, l'agrandissement du canal va se faire aux dépens de la seule incision qui sera pratiquée ; or, celle-ci aura d'autant plus d'étendue que les parois de l'obstruction seront moins extensibles. On pourrait donc craindre, en se servant d'un urétrotome plus volumineux, d'étendre l'incision au-delà de l'axe du canal et d'intéresser les parties saines. C'est pour parer à cet inconvénient que je propose d'inciser les rétrécissemens les plus étroits avec les urétrotomes les moins volumineux. On pourrait aussi, à la rigueur, les inciser en deux fois, ou, pour être plus intelligible, faire, dans le cas où l'on se servirait de l'urétrotome double, quatre incisions, et deux seulement lorsqu'on se servirait de l'urétrotome simple, et former, par conséquent, avec le premier, quatre appendices des parois de l'obstruction, et, avec le second, trois seulement. On divisera le rétrécissement en deux fois, en se servant alternativement des urétrotomes n° 1 et n° 2, ou en ne se servant que de l'un d'eux, que l'on dispose alors de la manière suivante : pour la première fois, l'incision se fera seulement sur la lame, qu'on avancera alors davantage, en devant du fourreau ; la seconde fois, cette incision, étant faite sur le bout du fourreau, aura encore, au moins, autant d'étendue que la première. Il serait plus simple, pour obtenir le même résultat, après avoir incisé une seule fois le même rétrécissement, de l'inciser encore à droite et à gauche, en se servant du même instrument, comme d'un scarificateur, c'est-à-dire en l'appuyant un peu sur les points qui n'ont pas été divisés. Depuis que j'ai modifié mon urétrotome simple, dont je fais saillir davantage la lame, je m'en sers pour faire cette seconde incision quand je le juge à propos.

Voilà la manière de diviser les rétrécissemens avec mes urétrotomes, dans les cas les plus fréquens. Mais il y a des rétrécissemens circulaires qui n'ont pas leur ouverture directement au milieu, et dont un côté fait plus de saillie dans le canal de l'urètre. Alors l'urétrotome double, dont la lame ressort également sur les bords du fourreau, pourrait ne pas diviser complètement le côté qui offre le plus d'épaisseur, et attaquer les parties saines du côté qu'il en a le moins. C'est surtout dans ces cas qu'on devrait les diviser avec la précaution d'appuyer un peu l'instrument du côté où le rétrécissement a le plus d'épaisseur. On pourrait remplir la même indication, en faisant un fourreau dont la lame ressortirait un peu plus d'un côté que de l'autre.

L'hémorragie n'est point un accident à redouter après l'incision, ainsi que la nature vasculaire des parties divisées semble le faire craindre. Il s'écoule, en effet, à peine quelques gouttes de sang après ces opérations.

On vient de voir, 1° qu'avec mes anciens urétrotomes, on divise les rétrécissemens d'avant en arrière, et en les poussant simplement dans la direction du canal, de laquelle il est impossible qu'ils s'écartent, parce qu'ils y sont appelés par un précurseur flexible, qui rend les fausses routes impossibles ; 2° que la section de leurs parois s'opère de la manière la plus convenable : celles-ci sont, en effet, tendues sur l'extrémité de l'instrument, pendant qu'elle s'opère sur les bords obliques ; que l'étenduc

de l'incision peut être déterminée d'avance, parce qu'elle est subordon-
née au volume de l'instrument. Je défie, d'après cela, qu'on puisse, par
d'autres instrumens, procéder au débridement des obstructions du canal
avec autant de précision que je le fais avec les miens.

Mon second urétrotome divise les rétrécissemens d'arrière en avant :
il faut donc qu'il ait traversé l'obstacle avant de faire cette opération, et
que l'ouverture de celui-ci soit assez large pour permettre son introduction. Il est rare d'en rencontrer qui présentent une ouverture suffisante;
on est donc le plus souvent obligé de les dilater avant l'opération, à laquelle on procède de la manière suivante.

On se sert aussi de l'urétrotome double ou de l'urétrotome simple,
suivant la forme de l'obstacle. Lorsqu'il est circulaire, on se sert du premier, et lorsqu'il est demi-circulaire, on se sert du second. S'il est situé
dans la portion recourbée du canal, on se sert de l'urétrotome courbe.

Pour que le précurseur qui surmonte ces instrumens se trouve dans la
direction de l'ouverture de l'obstacle, je me sers d'une sonde de gomme
élastique, qui établit leurs rapports en soulevant les parois de l'urètre.
Ainsi, quand l'ouverture de l'obstacle est au centre, celle de la sonde est
directe. Quand, au contraire, l'ouverture de l'obstacle est placée sur un
des côtés du canal, une éminence, placée sur un des côtés du bout de la
canule, dirige l'ouverture de celle-ci contre celle du canal, que le précurseur enfile. Malgré cette disposition, comme l'ouverture de la sonde
de gomme élastique est très large, elle met rarement le précurseur en
rapport direct avec l'ouverture du rétrécissement; aussi l'enfile-t-il moins
facilement que celui de mes anciens urétrotomes, dont l'ouverture, plus
étroite, correspond toujours plus directement avec celle de l'obstacle.
J'ai été plusieurs fois obligé, pour en faciliter l'introduction, de le recour-
ber pour en diriger la pointe contre l'ouverture de l'obstacle. (Le précurseur étant en baleine, il conserve assez bien la courbure qu'on lui
donne.)

Le malade étant couché ou assis, l'opérateur se conduit à peu près
comme s'il opérait avec mon premier urétrotome, c'est-à-dire qu'il l'introduit dans l'urètre comme une sonde. Lorsqu'il est arrivé devant le rétrécissement, il abandonne la sonde de gomme élastique à la main gauche, et il se borne à serrer la verge sur elle, assez fortement pour que
leurs rapports ne se détruisent pas ; il prend et manœuvre ensuite, avec
la main droite, l'urétrotome, qui est libre dans la canule ; il le pousse doucement et en tâtonnant contre le rétrécissement, et il ne tarde pas à reconnaître que le précurseur a franchi l'obstacle, au léger mouvement sac-
cadé que sa main a ressenti lorsque l'urétrotome s'est enfoncé dans la

canule. Il s'en assure encore par la facilité avec laquelle il peut alternativement retirer et enfoncer l'instrument. Si le précurseur s'était replié devant le bout de la canule, on pourrait très difficilement lui imprimer ces mouvemens, ou plutôt ceux-ci seraient impossibles. Quand il a traversé le rétrécissement, l'urétrotome, qui le suit immédiatement, le traverse aussi, quoiqu'avec un peu plus de peine, puisqu'il est plus volumineux. On reconnaît que l'urétrotome a traversé le rétrécissement, 1° parce qu'il y est plus ou moins gêné; 2° parce que le manche curseur vient toucher le bout de la sonde de gomme élastique. Le temps le plus difficile de l'opération est ici, comme lorsque je me sers de mes premiers urétrotomes, celui de l'introduction du précurseur dans l'ouverture de l'obstacle : mais aussi on peut dire que, lorsqu'on a obtenu ce premier résultat, le reste de l'opération est la chose du monde la plus facile. En effet, pour l'opération qui nous occupe, on ouvre l'instrument pour faire saillir les lames et on fait l'incision en le retirant du canal. Pour ouvrir l'instrument, on recule le manche curseur sur la première ou sur la seconde marque, tracée sur la portion extérieure du mandrin, suivant le degré d'étendue qu'on veut donner à l'incision, ou on l'y fixe avec la vis à écrou ; cela fait, on enfonce le mandrin jusqu'au manche : dans ce mouvement, les lames sortent et font une saillie plus ou moins forte. Lorsqu'il est ouvert, on retire l'instrument en toute pièce dans la direction du canal, et l'incision s'opère insensiblement d'arrière en avant, sur les bords obliques de la lame. Il convient, aussitôt que l'incision est achevée, de fermer l'instrument, car les lames pourraient encore diviser les parois saines du canal. Il importe, pour la même raison, de ne l'ouvrir qu'immédiatement derrière l'obstacle.

Malgré la simplicité de mon dernier urétrotome et l'assurance dans laquelle on est de ne pas faire de fausses routes puisqu'on opère d'arrière en avant, je lui préfère encore le premier, parce que, je le répète, si on peut considérer l'opération comme assurée lorsque le précurseur a enfilé le rétrécissement, son introduction est réellement plus facile lorsque je me sers de mes premiers urétrotomes, que lorsque je fais usage des seconds. Ces derniers ont encore quelques inconvéniens qu'on ne peut pas reprocher aux anciens : ils résultent de la difficulté de les porter à travers le rétrécissement et de celle de limiter l'incision aux parties qu'il faut diviser. Il est rare que l'on puisse s'en servir, quoiqu'il soit très petit, avant d'avoir dilaté plus ou moins l'ouverture de l'obstacle. Les malades, qui viennent réclamer les secours de l'art, ne nous arrivent jamais tant qu'ils urinent encore avec facilité, autant que le rétrécissement peut admettre encore une bougie n° 4 ou 5. Il est en outre difficile de reconnaître, quand l'instrument a traversé le rétrécissement, de combien il l'a dépassé; car il est toujours également serré dans son ouverture.

On peut jusqu'à un certain point donner à l'incision une étendue déterminée, mais on ne le fait jamais avec autant de précision qu'avec l'autre urétrotome. On est même souvent obligé de se servir de ce nouvel instrument comme d'un scarificateur. Or, je le demande, peut-on alors en borner l'étendue? Lorsqu'on s'adresse à un rétrécissement auquel on a déjà rendu une partie de son diamètre, l'urétrotome qui est très petit le traversant alors sans y éprouver de la gêne, il est plus difficile de préciser le point du canal où il faut l'arrêter pour faire l'incision. Il est donc indispensable de porter l'instrument devant le rétrécissement avec la bougie de gomme élastique.

Pendant qu'on s'occupait de l'impression d'un mémoire que j'ai rédigé sur les rétrécissemens du canal de l'urètre, je traitais une maladie du même genre.

Obs. I. — Un jeune homme de Serrières, nommé Cuminal, marinier, âgé de 28 ans. Ce jeune homme atteint d'un engorgement rhumatismal au genou, pour lequel je le fis entrer à l'hôpital, ne me déclara sa seconde maladie que le 15 août 1833. Songeant à se marier, il en était détourné par un écoulement blennorrhagique qu'il portait depuis trois ans, et qui s'accompagnait d'une grande difficulté d'uriner. Cette dernière incommodité le fatiguait d'autant plus qu'il n'avait pas encore oublié les souffrances cruelles et les dangers que lui avait fait courir la rétention d'urine qu'il avait éprouvée à Avignon en 1829, et dont il prévoyait bien qu'il était menacé très prochainement. Il rendait ses urines avec beaucoup de difficulté, et par un jet très délié et tortueux.

Entré à l'hôpital d'Annonay depuis quelques jours, ce fut le 15 d'août que j'explorai son canal et que je pris l'empreinte d'un rétrécissement que je trouvai à cinq pouces de profondeur. Il était circulaire, et son ouverture se trouvait correspondre à peu près au milieu. Le volume du bout de cire à mouler qui y avait pénétré avait à peine la grosseur d'une petite plume de poule. Une bougie de baleine très fine recouverte d'un boyau de chat préparé fut engagée dans le rétrécissement pour en mesurer l'étendue. Lorsqu'elle y eut séjourné quelques heures, elle rapporta, sinon une rainure, du moins une tache d'un blanc grisâtre de quatre à cinq lignes d'étendue, qui était celle de l'obstacle. Le porte-empreinte de Ducamp éprouva une grande difficulté pour traverser le canal derrière la fosse naviculaire. Il présentait dans cet endroit un resserrement, sorte de coarctation naissante, d'un pouce et demi d'étendue. Comme elle était peu prononcée, j'eus l'espoir de la surmonter sans le secours de mon urétrotome, c'est-à-dire par la dilatation. Je tentai donc celle-ci avec les bougies que je grossis peu à peu et que j'introduisis soir et matin pendant une quinzaine de jours, au bout desquels j'avais fixé l'opération que je devais faire en présence de mes confrères les docteurs Duret et Alléon.

Quoique j'eusse conservé l'empreinte du rétrécissement, je me crus cependant obligé d'en prendre une nouvelle, pour fixer mes estimables confrères sur l'existence de la maladie; j'introduisis donc la sonde exploratrice qui me rapporta une empreinte exactement semblable à celle que j'avais conservée.

La dilatation de la coarctation avait irrité la muqueuse; aussi, rien que la sonde exploratrice eût pu être portée devant l'obstacle; son introduction dans le canal n'en fut pas moins plus difficile et plus douloureuse pour le malade qu'elle ne l'avait été avant les tentatives de dilatation; en effet le canal paraissait se contracter et se resserrer alors spasmodiquement sur tous les instrumens. Malgré cela je n'ajournai pas l'opération. Je fis usage de l'urétrotome double n. 1, dont je recouvris l'extrémité avec une bandelette de boyau de chat, afin de détruire ses inégalités et pour le rendre plus glissant. Lorsqu'il fut parvenu devant l'obstacle, je fis pénétrer le précurseur dans son ouverture, et lorsque je me fus assuré, en poussant et en retirant alternativement le mandrin, qu'il s'y était bien engagé, j'armai l'instrument, et tenant immobiles l'une sur l'autre les deux pinces qui le composent, je passai au quatrième temps de l'opération; c'est-à-dire à la section des parties que j'obtins en le poussant contre le rétrécissement. Le canal fut coupé sur les bords obliques de la lame avec si peu de douleur que le malade ne s'en aperçut pas. Pendant ce dernier temps de l'opération, la verge est retenue et même un peu tirée sur la sonde avec la main gauche. Après l'opération, je portai dans la vessie une sonde d'argent n. 8 pour explorer le reste du canal que je trouvai libre. Le peu d'urine que j'en retirai ne nous laissa aucun doute sur son introduction et sur la division des parois de l'obstruction qui ne fournit que deux ou trois cuillerées de sang.

J'avais omis jusqu'à présent de mentionner la disposition sous laquelle se présente un rétrécissement après qu'on l'a divisé. La constriction qu'éprouve la sonde au niveau de l'obstacle, immédiatement après l'opération, quoique plus petite que l'urétrotome avec lequel on l'a divisé, la forme aplatie que présente aussi le jet de l'urine, sont autant de preuves que les parois de l'obstruction jouissent encore après leur division d'une grande force élastique en vertu de laquelle ses lambeaux restent contigus et même appliqués avec force l'un contre l'autre. Or une pareille disposition dit assez que cette opération serait insuffisante pour rendre au canal ses dimensions, et qu'il est nécessaire, pour empêcher la réunion des divers compartimens de l'obstruction, de les tenir écartés jusqu'à leur entière résolution.

J'espérais que l'espèce d'éréthisme dans lequel j'avais laissé les parties se serait dissipé, et que vingt-quatre heures après l'opération je pourrais introduire plus aisément dans le canal les moyens dilatans avec lesquels je me proposais d'affaisser les parois de l'obstruction. Mais il advint que l'irritation subsistant au même degré, leur introduction fut aussi douloureuse que la veille, et que je fus obligé de les discontinuer au bout de huit jours, parce que les parties qui étaient devenues de plus en plus sensibles s'enflammèrent, nonobstant une saignée que j'avais faite au malade et les bains de siége qu'il prenait habituellement.

Le méat urinaire et le canal de l'urètre se sont resserrés et contractés dans la proportion du développement de l'irritation. Leur constriction en était même venue à ce point, que je ne pouvais plus porter dans le canal qu'une sonde d'un très petit volume.

Je me suis convaincu, pendant les quinze jours que j'ai tenté la dilatation par les bougies, que leur introduction avait été impossible lorsqu'elles étaient simplement huilées; ainsi, si j'ai voulu m'en servir dans cette circonstance, il m'a fallu les recouvrir avec une enveloppe de boyau de chat fraîchement préparé ou long-temps trempé dans l'eau tiède. Je ne saurais donc trop insister sur la recommandation de se servir de ces instrumens ainsi préparés, car ils possèdent alors un glissement que leur plus grand poli ne peut pas leur prêter, ni aucun des corps gras avec lesquels on les enduit. Pour se faire une juste idée de la différence de glissement que ces instrumens possédent quand ils sont nus ou quand ils sont revêtus de l'enveloppe membraneuse en question, il faut réellement faire comme moi l'application de l'un et de l'autre sur le même individu.

L'inflammation de l'urètre fut combattue par tous les moyens antiphlogistiques, entre autres par deux applications de sangsues, les bains de siége et les injections huileuses. Celles-ci ont un grand avantage, si on les fait doucement, c'est-à-dire si on fait couler le liquide goutte à goutte et par des pressions exercées avec les doigts sur le trajet du canal. Une injection poussée avec force serait douloureuse et nuisible. Au bout d'un mois de ce traitement, le canal fut en assez bon état pour me permettre de reprendre la dilatation du rétrécissement que j'avais incisé; en effet l'écoulement puriforme et blanchâtre qui avait été si abondant s'était presque entièrement dissipé. A cette époque, le malade rendait déjà ses urines avec facilité et par un gros jet; aussi se croyait-il guéri et eus-je de la peine de le décider à recommencer le traitement. Il était néanmoins indispensable de le continuer, car le rétrécissement qui n'était pas entièrement détruit n'aurait pas tardé à reparaître, il se serait même reproduit d'autant plus vite que l'inflammation urétrale devait avoir laissé ses lambeaux dans une sorte de tuméfaction. Je revins donc à la dilatation que je fus obligé de commencer avec des bougies moins fortes que la première fois, soit que la coarctation, située derrière la fosse naviculaire, fût plus prononcée, soit aussi pour ménager la sensibilité des parties et prévenir le retour de l'inflammation. C'est dans les mêmes vues que je les laissais séjourner moins longtemps, et que je faisais précéder leur introduction de celle de quelques gouttes d'huile d'olive. Mais, malgré ces précautions, je fus encore obligé de discontinuer la dilatation, parce que l'inflammation allait reparaître : elle fut donc si heureusement prévenue cette fois par le repos et l'em-

ploi des moyens antiphlogistiques, qu'on aurait pu encore continuer ce traitement, si la crainte de perpétuer les accidens inflammatoires ne m'avait pas détourné de cette idée. Je ne pouvais plus douter que la dilatation ne fût ici la
seule cause de l'inflammation de l'urètre, et cette circonstance venant à propos me rappeler qu'elle avait aussi plusieurs fois produit le même accident après
l'incision des rétrécissemens, je fis des réflexions au sujet de ce mode de cura-
tion qui me déterminèrent à le rejeter entièrement, et, en conséquence, à
modifier le traitement des rétrécissemens de la manière que j'ai déjà indiquée.

Le méat urinaire jouit dans l'état normal de beaucoup d'élasticité; il peut
laisser passer des sondes d'un volume bien au-dessus de son diamètre; mais sa
dilatation est douloureuse, et ce qui est fâcheux, elle n'est que passagère et
instantanée, en sorte que le même instrument aura autant de difficulté pour le
traverser le soir qu'il en aura éprouvé pour s'y engager le matin; que dis-je?
son application réitérée y détermine de l'irritation; elle devient donc plus douloureuse pour le malade et de plus en plus difficile, parce que la muqueuse de
l'urètre irritée fait perdre à cette ouverture une partie de son élasticité. C'est
pour éviter cet inconvénient qu'ont été imaginées les bougies à ventre et le dilatateur à air que j'ai si avantageusement remplacé par celui à mercure.

Quoique j'eusse quelquefois reconnu la nécessité d'élargir par une incision
le méat urinaire, pour faciliter l'entrée des bougies à ventre dans le canal, jamais la nécessité de son élargissement ne s'était montrée plus impérieuse que
dans cette circonstance; aussi Cuminal fut-il le premier auquel je pratiquai
cette petite opération avec un bistouri conduit sur une sonde cannelée.

Aussitôt après l'élargissement du méat urinaire, je divisai le rétrécissement
situé derrière le méat urinaire avec l'urétrotome double n. 1. Cette opération
fut facile et ne produisit pas plus de douleur au malade que n'en aurait déterminé le passage d'une sonde un peu forte. Ce rétrécissement avait cependant un pouce et demi d'étendue. Sa division fournit environ une demi-verrée
de sang, qui eut l'avantage de diminuer l'irritation de la muqueuse. Je pus,
après ces deux opérations, arriver facilement devant l'obstacle que j'avais incisé depuis une quarantaine de jours : son ouverture, qui aurait pu recevoir
une bougie n° 7, avait assez d'étendue pour en permettre la dilatation, si les
mêmes raisons qui me l'avaient fait rejeter pour le premier n'en avaient pas également interdit l'usage pour ce dernier. Ainsi je conçus qu'il fallait encore le
diviser, et je fis cette opération avec le même urétrotome double n° 1. Je savais que la dilatation était douloureuse et s'accompagnait de graves accidens;
aussi pris-je toutes les précautions pour l'éviter, et dans cette intention, je
n'employai plus que des bougies d'un très petit volume, et d'un volume moindre
que l'urétrotome avec lequel j'avais divisé l'obstacle; ainsi je plaçai une bougie n° 8 que le malade put ensuite introduire lui-même et garder plusieurs
heures dans la journée; il finit même par la garder six heures le matin et autant le soir, et même plus longtemps à mesure que la sensibilité du canal di-

minuait. Je lui avais appris à pousser dans le canal quelques gouttes d'huile
d'olive, et il s'en servait avant d'introduire comme après avoir retiré la
bougie.

Au bout de douze jours de ce traitement dont le canal ne fut nullement irrité, j'aurais pu employer des bougies plus volumineuses pour dilater le rétrécissement; mais, je le répète, j'avais résolu de ne plus recourir à ce mode de
traitement, bien convaincu que les bougies en provoquant trop d'irritation dans
les parties enflammées empêchaient leur résolution. Ce principe étant admis,
j'avais résolu de diviser les rétrécissemens plusieurs fois et de loin en loin, et
de n'employer à leur dilatation que des bougies d'un plus petit volume que le
diamètre de leur ouverture. Ainsi j'incisai une seconde fois les rétrécissemens
de Cuminal avec l'urétrotome double n° 2; celui-ci dont le volume équivaut à
peu près à celui des bougies n° 12 ouvrit largement le canal dans lequel je
portai une bougie n° 10, que le malade garda d'abord douze heures et qu'il
finit par laisser à demeure. Douze jours plus tard encore, je fis une troisième
incision avec l'urétrotome simple n° 2 qui a le même volume que le précédent,
mais dont la lame qui fait plus de saillie donne en plus à l'incision une ligne
d'étendue. Après cette troisième incision, je fis usage des bougies à ventre de
Ducamp et de mon dilatateur à mercure, et quinze jours après le canal fut en état
de recevoir les sondes les plus volumineuses qui le traversaient alors sans aucune gêne.

Voilà donc deux rétrécissemens chez le même individu qui ont été guéris
en un mois et demi par l'usage plus méthodique et mieux entendu des mêmes
moyens à l'application desquels ils avaient résisté. Le canal de l'urètre était
cependant dans un état d'irritation qui devait faire craindre son inflammation.

Le malade sortit de l'hôpital le 25 novembre emportant avec lui une grosse
sonde, que je lui recommandai de poser tous les jours, mais dont il ne se
servit pas. Sa guérison a été durable. Il fut aussi, à peu de chose près, guéri
de son engorgement articulaire, sans lequel je n'aurais probablement pas pu
le retenir aussi longtemps à l'hospice.

L'observation de Cuminal est une des plus intéressantes de celles que
j'ai recueillies, parce que c'est à son occasion que j'ai modifié l'urétrotomie, et que je me suis convaincu des mauvais effets de la dilatation.

J'ai constaté que le méat urinaire n'était pas susceptible d'une dilatation permanente, et que dès qu'il se contractait par l'effet de l'irritation
que les bougies y déterminaient, il fallait ou discontinuer l'usage de celles-ci
ou élargir cette ouverture. J'ai fait la même remarque au sujet des mêmes
rétrécissemens que l'on n'a pas divisés et de ceux que l'on a divisés, mais
dont on n'a pas entièrement détruit la disposition morbide. Dans l'un et
l'autre cas, la dilatation de l'urètre n'est pas permanente, elle est dou-

loureuse, et elle s'accompagne le plus souvent de l'inflammation de l'urètre.

Ne m'étant pas assez étendu sur la manière de se servir de mon dilatateur à mercure, lorsque j'en ai donné la description, j'y reviens : je n'ai parlé, en effet, que du dilatateur dont la canule est en gomme élastique, quoique j'eusse employé au moins aussi souvent celui dont la canule est en argent. Je remarque aussi que je n'ai pas indiqué la manière d'y introduire le mercure, en sorte que les médecins qui ont voulu s'en servir ont dû rencontrer de grandes difficultés pour y faire parvenir ce métal. Son introduction est en effet impossible, si on le verse dans la sonde sans précaution, c'est-à-dire avec un entonnoir dont le bout remplit exactement son ouverture, ou avec une seringue dont le syphon l'obstrue complètement, parce que l'air qui ne peut pas s'échapper de cet instrument pour faire place au mercure lui oppose une résistance insurmontable. Pour éviter cet inconvénient, je me sers d'une grosse sonde de gomme élastique et le plus souvent d'une sonde d'argent dont la capacité est toujours plus grande, proportion gardée au volume, que celui de la première ; puis d'un petit entonnoir dont le bout ne remplit qu'à demi l'ouverture externe de la sonde. Avec cette précaution le mercure y coule sans difficulté et va distendre la poche vésiculaire attachée à son extrémité antérieure. Au lieu d'un tube unique, on pourrait se servir d'une sonde à deux courans, qui communiqueraient près de leur extrémité vésicale, et de distance en distance dans le reste de leur étendue. Pendant que le mercure passerait dans l'une des sondes, l'air sortirait par l'autre, et celle qui en recevrait le mercure aurait un pavillon large et évasé en forme d'entonnoir.

Une sonde d'argent en forme de canule simple ou double, un morceau de boyau de chat ou une appendice cœcale, un mandrin en baleine, sont les trois pièces qui composent mon dilatateur à mercure. Le boyau attaché à l'extrémité de la canule est étendu devant celle-ci avec le mandrin pendant qu'on l'introduit dans le canal de l'urètre.

Je ne m'étais pas encore servi du dilatateur de Ducamp, lorsque j'imaginai que le dilatateur à mercure devait lui être préféré. J'augurai que le mercure, qui a une pesanteur spécifique considérable, devait distendre plus fortement la poche vésiculaire que l'air qu'on y pousse avec une seringue. L'expérience ayant confirmé l'exactitude de mes prévisions, j'ai continué à m'en servir, et ce n'est que dans ces derniers temps que j'ai eu l'idée de faire la comparaison de ces deux moyens, pour déterminer, *à priori*, celui auquel on devait donner la préférence. Je ne pouvais pas faire cette comparaison en me servant de ces instrumens pour des rétré-

cissemens que j'aurais dilatés en même temps avec des bougies ; il ne m'é-
tait guère plus facile de la faire en me servant alternativement de l'un
et de l'autre des instrumens sur le même individu. Comment, en effet,
aurais-je pu faire la part de distension que chacun d'eux aurait opérée ?
Il me restait deux moyens de juger leur force respective de dilatation :
le premier consistait à les appliquer, en particulier, à la guérison d'un
rétrécissement préalablement divisé ; le second consistait à les expéri-
menter sur moi. Le premier aurait été très long et incertain ; j'ai préféré
le dernier.

Je savais déjà que le dilatateur à mercure avait une grande force de
dilatation, bien que je n'eusse pas fait l'essai pour mon compte, parce
qu'il avait déterminé chez tous les malades une sensation pénible, qui
devenait quelquefois douloureuse, lorsque je le laissais trop longtemps
en place. Il a produit à peu près le même effet avec mon procédé. La
petite vessie est distendue insensiblement, mais avec une force toujours
croissante et d'autant plus grande qu'elle est augmentée par la colonne de
métal contenue dans le corps de la sonde. La dilatation n'a pas été douloureuse sur le moment, sans doute parce qu'elle n'a pas été brusque
comme celle que déterminerait une injection d'eau dans le canal de l'urètre. Elle n'est devenue pénible qu'au bout de quinze à vingt minutes.
Elle serait probablement devenue douloureuse si je l'avais continuée plus
longtemps. Une preuve de la dilatation progressive du canal nous est
fournie par la distension croissante de la poche vésiculaire ; ce n'est, en
effet, que par gradation que celle-ci se gonfle ou que le mercure s'y en-
gage.

J'ai pu préciser le degré de dilatation que je faisais éprouver au canal,
en mesurant le volume de la poche du dilatateur, que je remplissais de
la même quantité de mercure, que j'avais eu la précaution de recevoir
dans un flacon particulier. Ainsi si, après avoir retiré le dilatateur du canal, et y avoir réintroduit la même quantité de mercure, qui le remplit
jusqu'au bout de la sonde, je lui trouve, avec le compas d'épaisseur,
quatre lignes de diamètre, j'ai la certitude que le canal a été distendu
d'autant.

Le dilatateur de Ducamp a produit une dilatation beaucoup plus faible
que celle du précédent ; je l'ai à peine ressentie, et je n'en ai ressenti
aucun sentiment pénible. La différence d'action de ces deux moyens dépend donc de la nature des liquides dont on remplit la poche du dilatateur.
Le mercure la distend par la force de sa pesanteur. L'air et l'eau n'opèrent,
au contraire, cet effet qu'en raison de la quantité qu'on peut y introduire
avec une seringue, et de la force avec laquelle on y pousse ces liquides.

Le canal étant contractile, il oppose une plus grande résistance à son développement, quand on veut surmonter brusquement la force musculaire. On voit que cette force n'est pas vaincue lorsque le dilatateur est distendu avec l'air et l'eau, parce que les liquides sont ordinairement brusquement rejetés dès qu'on ouvre le robinet qui ferme le siphon de la seringue. Elle l'est, au contraire, lorsqu'on remplit le dilatateur avec du mercure. Ce métal, opérant sa distension d'une manière lente et progressive, lui donne même un développement si considérable qu'on ne peut pas le retirer, sans, au préalable, le faire sortir en inclinant la verge et la sonde. Il n'en est pas de même du dilatateur de Ducamp : on peut toujours le retirer du canal sans laisser échapper les fluides qui le distendent. D'ailleurs, son volume, mesuré avec le compas d'épaisseur, et comparé avec celui de mon instrument, est toujours moindre.

Obs. II.—M. M., négociant d'Annonay, âgé d'environ 50 ans, avait eu plusieurs écoulemens, qui, presque tous, furent négligés et mal guéris; il eut surtout beaucoup de peine de se débarrasser du dernier, qu'il contracta à l'âge de 35 ans, et après lequel il s'aperçut que le jet de ses urines avait beaucoup perdu de sa force : depuis lors, la difficulté d'uriner s'était graduellement accrue, et depuis longtemps il éprouvait des douleurs sourdes dans le bas-ventre et dans les reins. Trois ou quatre fois il avait éprouvé une rétention d'urine, que des bains de siége avaient fait disparaître. Les urines déposaient souvent un sable fin, et quelquefois de très petits graviers, qui faisaient croire au malade qu'il était atteint de la pierre.

Lorsqu'il me consulta, le 1er octobre 1833, ses urines n'étaient rendues que goutte à goutte, très rarement par un petit jet sans force et sans forme.

Un premier rétrécissement de peu d'étendue était situé derrière la fosse naviculaire, ayant son ouverture à gauche et en bas du canal. Je le détruisis, le 8 du mois, avec l'urétrotome simple n. 1. Un second rétrécissement, plus étendu que le premier, était placé à quatre pouces du méat urinaire. Une petite tumeur indolente, de la grosseur d'une noisette, indiquait la place qu'il occupait dans le canal. L'empreinte que j'en pris m'apprit qu'il était demi-circulaire, et que son ouverture, placée en haut, pouvait à peine admettre une bougie du plus petit diamètre. Ne voulant pas remettre au lendemain le débridement de ce second rétrécissement, je l'opérai aussitôt, sans m'informer de son étendue avec l'urétrotome simple n. 1.

Comme le premier, je divisai ses parois en plusieurs sens, et avec d'autant plus de facilité, qu'étant dures et calleuses, elles offraient davantage de résistance, et pouvaient plus facilement se laisser couper. Après la première incision, que je fis en poussant simplement l'instrument contre l'obstacle, je lui en fis encore deux autres, en me servant alors de l'instrument comme d'un scarificateur. Il est bien entendu que, pour pratiquer ces dernières, il faut que l'instrument ait dépassé l'obstacle, et qu'il divise ses parois d'arrière en avant.

La division du premier rétrécissement laissa couler environ une demi-verrée de sang; celle du second n'en fournit que quelques gouttes. Je renvoyai au lendemain la dilatation du canal par les bougies, et celles dont je me servis d'abord avaient à peine deux lignes de diamètre.

J'avais eu, comme dans le cas précédent, la précaution de recouvrir le bout de l'urétrotome avec un morceau de boyau de chat, afin de détruire ses inégalités et rendre son introduction et son glissement dans le canal plus faciles. Cette pellicule membraneuse, ramollie dans l'eau tiède, longue de sept à huit lignes, sur trois et demie de large, entraînée par le stylet, qui s'en trouve coiffé, facilita encore l'introduction de celui-ci dans l'ouverture du rétrécissement; en effet, il la traversa d'emblée, et sans que j'eusse été obligé de tâtonner. Je n'avais d'abord pas cru à la réalité de ce fait; mais ayant été dans le cas de réitérer cette observation, dans chaque opération de rétrécissement que j'ai faite, je ne doute plus que ce ne soit à cette nouvelle disposition du bout de l'urétrotome qu'il faut rapporter et la plus grande facilité de son introduction dans le canal, et de celle de son stylet précurseur à travers le rétrécissement.

Ordinairement, la pellicule membraneuse dont je recouvre le bout de l'instrument reste collée sur le stylet, et est retirée avec lui; dans le cas contraire, elle tombe dans le canal, alors elle est entraînée par les urines. J'en ai donc ainsi coiffé le bout de mes urétrotomes, chaque fois que j'ai voulu m'en servir, de préférence à la cire, dont je les recouvrais auparavant.

Pendant les huit premiers jours durant lesquels je me suis servi d'une petite bougie pour comprimer les parois des obstructions, le méat urinaire n'a nullement été fatigué de leur présence, quoiqu'il fût d'une étroitesse remarquable et d'une grande sensibilité ; mais lorsque j'ai voulu me servir d'une bougie d'un volume plus considérable, son introduction devint difficile et douloureuse, à telle enseigne que si j'en eusse continué l'usage, elle l'aurait infailliblement enflammé : je résolus donc d'élargir cette ouverture par une petite incision; après quoi, je pris de nouveau l'empreinte des rétrécissemens, et je les incisai encore avec l'urétrotome simple n. 2.

La bougie exploratrice traversa le premier rétrécissement sans se déformer, la cire s'allongea seulement un peu. Il en fut de même pour le second, où le prolongement de la cire était un peu plus petit et tronqué du côté où l'obstruction avait le plus d'épaisseur. Le canal fut d'abord divisé, comme la première fois, en poussant l'instrument d'arrière en avant, et ensuite par côté, en le retirant, et en s'en servant alors comme d'un scarificateur. La nouvelle incision du rétrécissement ne fut pas suivie d'hémorragie. Je dois dire encore, au risque de me répéter, que la section des obstructions du canal n'est pas douloureuse, parce qu'il est d'autant plus important que l'on soit persuadé de cette vérité, que la sensibilité de la muqueuse de l'urètre pourrait faire supposer le contraire, et qu'alors le précepte que je donne de les inciser à plusieurs reprises ne saurait être aussi favorablement accueilli, malgré les avantages que j'ai reconnus à cette manière de procéder.

Huit jours après la seconde incision des rétrécissemens, et l'usage des bougies n. 3 et 10, j'en fis encore une troisième, avec l'urétrotome n. 2, après laquelle j'employai alternativement une bougie n. 12, et mon dilatateur à mercure. La bougie, que le malade introduisait lui-même, soir et matin, était gardée une partie de la journée. Je portais surtout mon dilatateur à mercure sur le second rétrécissement, dont les parois, qui étaient plus épaisses, exigèrent plus de temps pour leur entière résolution.

Je ferai de nouveau remarquer que, plus les parois de l'obstruction ont d'épaisseur, plus elles sont comprimées avec force par les bougies, ou plus celles-ci sont serrées dans le canal, quoiqu'il ait été élargi par un urétrotome d'un volume aussi considérable que celui des corps dilatans. J'ai acquis une nouvelle preuve de ce fait sur le malade qui fait le sujet de cette observation, en comparant la facilité avec laquelle j'ai pu traverser les rétrécissemens avec une bougie n. 12, à la suite de la seconde et de la troisième incision, bien qu'elles eussent été faites l'une et l'autre avec l'urétrotome n. 2.

Dans le premier cas, c'est-à-dire après la seconde incision, la bougie était extrêmement serrée, et son introduction était douloureuse; dans le second, c'est-à-dire après la troisième incision, la bougie passait avec une extrême facilité à travers l'obstacle.

Durant le traitement, qui dura trente-quatre jours, le malade fit un usage fréquent des demi-bains et des lavemens; il prit également beaucoup de boissons délayantes et apéritives. Les urines ne déposèrent plus, et perdirent leur odeur ammoniacale. Si le malade de cette observation eût été un homme de la classe peu éclairée des gens du peuple, j'aurais eu de la peine à le soumettre à l'incision du méat urinaire. Urinant déjà à plein canal avant cette opération, il aurait été difficile de lui persuader qu'il n'était pas guéri, et, dans le cas que je fusse parvenu à lui faire comprendre que son canal n'avait pas encore repris ses dimensions naturelles, il aurait probablement préféré son état actuel au mieux que je lui aurais fait espérer.

Obs. III.—Le sieur Choma, d'Annonay, cabaretier, portait, depuis dix ans, un rétrécissement qu'il avait contracté à la suite d'une blennorrhagie intense, dont il avait, suivant l'expression vulgaire, cassé la corde, et pour laquelle je lui avais donné des soins, quoiqu'il ne m'était venu consulter que pour l'hémorragie que lui avait causée cette manœuvre imprudente. Ce rétrécissement avait rapidement fait des progrès. Malgré les sollicitations que je lui faisais depuis de longues années pour se faire opérer, il ne vint me consulter que le 8 septembre 1833, parce qu'il éprouvait une rétention d'urine; l'obstacle était à trois pouces et demi du méat urinaire, et son ouverture, qui était en haut,

était si étroite, qu'elle n'admettait qu'une bougie filiforme. La cire à mouler
n'en put pas rapporter une empreinte très régulière. Je fus obligé de diminuer le bout du précurseur de mon instrument pour l'introduire dans l'obstacle. Depuis plusieurs années, le malade n'urinait que goutte à goutte. Il
éprouvait des douleurs sourdes dans le bas-ventre, des frissons et autres ma-
laises généraux qui le portaient à la tristesse.

L'obstacle fut incisé en plusieurs sens, avec l'urétrotome simple n. 1.

L'opération achevée, je portai aussitôt après une sonde n. 7 dans la vessie,
et j'en retirai l'urine qui la distendait. Je continuai à sonder le malade pendant les premiers huit jours, après lesquels il put se sonder lui-même. La compression des lambeaux de l'obstruction fut faite avec une bougie n. 7 et 8.

Le 16, nouvelle division de l'obstacle avec l'urétrotome n. 2, et compression de ses parois avec les bougies n. 9 et 10.

Le 27, troisième et dernière incision avec l'urétrotome n. 3, compression
alternée avec les bougies n. 11 et 12, et mon dilatateur à mercure.

Le 15 janvier, cessation du traitement; le canal est libre; les bougies traversent le rétrécissement sans résistance de sa part. Le malade continue encore l'usage des bougies pendant quelque temps, mais alors il les introduit et
il les retire aussitôt.

Choma étant mort d'une affection cérébrale dont je ne l'avais pas traité, un
an après la guérison de son rétrécissement, je désirais vivement connaître l'é-
tat du canal de l'urètre, que je me procurai avec la plus grande peine. L'ayant
injecté avec de la cire noircie, je reconnus déjà à sa forme extérieure qu'il
était exempt de rétrécissement; il était, en effet, d'un volume égal dans toute
son étendue. L'ayant fendu dans le sens de sa longueur, je m'assurai ensuite
que ses parois avaient partout la même épaisseur, et qu'elles n'étaient nullement altérées. Je n'aperçus pas les traces de l'endurcissement qu'elles avaient
éprouvé, ni aucun vestige de cicatrice. En un mot, la muqueuse était souple
et mince dans toute son étendue.

Obs. IV. — Le sieur Dorel, âgé de 30 ans, voyageur pour une maison de
commerce, vint me consulter à Annonay, le 20 mai 1835, pour une difficulté
d'uriner qui, en peu d'années, avait pris un accroissement rapide. Il rappor-
tait son infirmité à un reste d'écoulement vénérien dont il croyait être encore
atteint, et pour lequel il avait fait tous les remèdes imaginables. Il rendait ses
urines par un jet très délié, et éprouvait des démangeaisons dans le bout de
la verge, et des douleurs sourdes et presque habituelles dans le bas-ventre.

La sonde exploratrice, qui s'arrêta à trois pouces du méat urinaire, me rapporta l'empreinte d'un rétrécissement d'une forme peu ordinaire ; en effet, la
cire à mouler s'allongea et s'amincit avant de présenter le petit prolongement
qui traversait le rétrécissement. D'après cette disposition, j'augurai que dans
l'espace de sept à huit lignes en deçà de l'obstruction, le canal allait en se res-

serrant en forme de cône, dont le sommet regardait le rétrécissement. Celui-ci était circulaire, car la pointe de l'empreinte se rencontrait au sommet de la cire à mouler. Cette obstruction était très sensible et saignait facilement. La bougie emplastique que j'y introduisis et que j'y laissai séjourner huit heures, rapporta une rainure de dix lignes d'étendue.

Une saignée du bras, des bains et beaucoup de boissons rafraîchissantes, préparèrent le malade à l'opération, que je pratiquai le 26 mai, avec mon urétrotome à double tranchant n. 2. La plaie fournit beaucoup moins de sang qu'i n'en était sorti après que j'eus retiré la bougie emplastique avec laquelle j'avais mesuré l'étendue de l'obstacle.

Le malade urinant avec facilité, aussitôt après l'opération, je l'envoyai aux bains, sans le sonder, persuadé qu'il n'avait pas d'autres rétrécissemens.

Au bout de huit jours de l'usage d'une bougie n. 7, que le malade gardait cinq à six heures par jour, j'incisai de nouveau le rétrécissement avec l'urétrotome double n. 2. Après cette seconde opération, la compression fut opérée avec une bougie n. 9, que le malade gardait déjà la moitié de la journée. Dix jours plus tard, à la suite d'une troisième incision avec l'urétrotome double n. 3, la compression des parois du canal fut faite alternativement, comme dans les précédens, avec une bougie n. 11 et 12, et mon dilatateur à mercure. Je n'employai ce dernier que quatre fois, parce que le malade fut obligé de partir cinq jours après la dernière incision, pour un voyage de long cours qu'il fit en cabriolet. Je ne m'opposai pas à son départ, mais je lui recommandai d'une manière toute spéciale de garder une bougie dans son canal pendant toute la nuit; d'y faire des injections d'huile d'olive avant son introduction et après l'avoir retirée. Je lui laissai donc deux bougies n. 12, avec plusieurs boyaux de chat pour en avoir de rechange.

Je n'avais pas encore dit que pour empêcher le boyau de chat de se dessécher sur la sonde, je pliais celle-ci dans un linge mouillé, après l'avoir préalablement huilée. Ayant sondé le malade six mois après, j'ai eu la satisfaction de me convaincre de son entière guérison.

La crainte de surcharger les colonnes du journal m'a empêché de publier les autres observations de rétrécissemens que j'ai guéris par le même procédé. Comme elles auraient d'ailleurs toutes pour but de préconiser les modifications que j'ai fait subir à l'urétrotomie, et ce but se trouvant déjà atteint par la simple description que j'en ai donnée, je ne vois pas la nécessité d'en publier un plus grand nombre dans ce petit mémoire.

IMPRIMERIE DE FÉLIX MALTESTE ET Cie,
Rue des Deux-Portes-Saint-Sauveur, 18.

www.ingramcontent.com/pod-product-compliance
Ingram Content Group UK Ltd.
Pitfield, Milton Keynes, MK11 3LW, UK
UKHW021137140726
13695UKWH00004B/1890